# 这本书能让你

# 控制血糖

## 平稳降血糖，阻击并发症

中国中医科学院教授、首都国医名师　余瀛鳌

大众健康读物资深策划　采薇/主编

中国轻工业出版社 ｜ 全国百佳图书出版单位

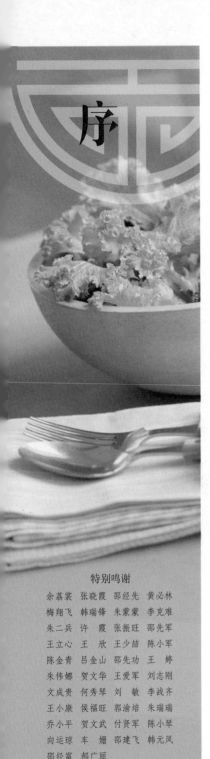

**特别鸣谢**

余荔裳　张晓霞　邵经先　黄必林
梅翔飞　韩瑞锋　朱蒙蒙　李克难
朱二兵　许　霞　张振旺　邵先军
王立心　王　欣　王少喆　陈小军
陈金青　吕金山　邵先功　王　婷
朱伟娜　贺文华　王爱军　刘志刚
文成贵　何秀琴　刘　敏　李战齐
王小康　侯福旺　郭渝培　朱瑞瑞
乔小平　贺文武　付贤军　陈小琴
向运琼　车　孀　邵建飞　韩元凤
邵经富　郝广丽

# 稳定血糖，掌控健康靠自己

　　我国糖尿病的发病率正在以惊人的速度增长，而且患病人群有年轻化的趋势，对此应引起我们对糖尿病的高度重视。

　　在糖尿病的综合防治中，除了医生用药之外，饮食、运动、自我监测等手段都是要求患者来配合完成的，可以说，治疗糖尿病的疗效好坏在很大程度上取决于患者自己。糖尿病在中医里属于"消渴"的范畴，孙思邈在《备急千金要方》中指出："治之愈否，属在病者，倘能如方节慎，旬月而瘳，不自爱惜，死不旋踵。"《景岳全书》中说："初觉燥渴，便当清心寡欲、薄滋味、减思虑，则治可瘳；若有一毫不慎，纵有名医良剂，则必不能有生矣。"古代名医的观点同现代防治原则如出一辙，即日常生活的保养才是治疗糖尿病的关键所在。

　　"最好的医生是自己"，健康掌握在自己手中，这就是本书的写作宗旨。本书将中西医保健知识相结合，引导糖尿病患者改善生活方式，提高生活质量，最大程度地缓解病情，预防并发症的发生。愿这本书能带给您健康的生活和战胜疾病的信心。

编者

2016年12月

**开篇** **降低血糖不难，
难在稳定血糖**

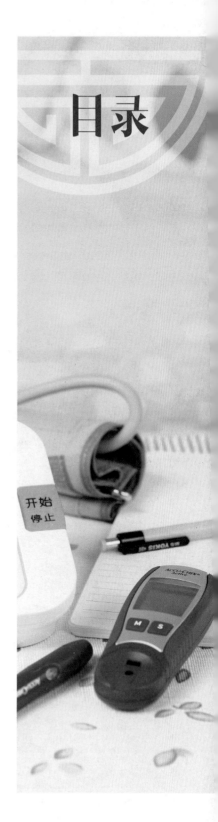

# 目录

**第一章** **控制血糖，
　首先从饮食上找出路**

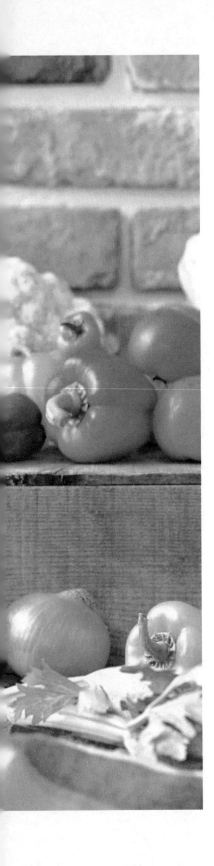

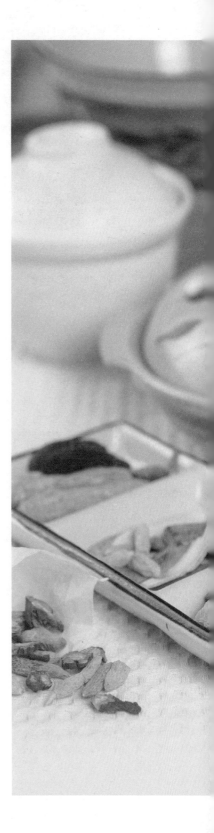

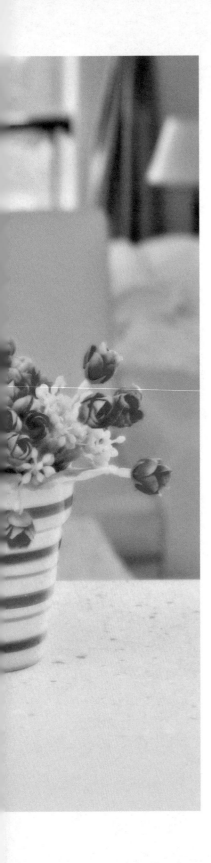

## 第二章 规律生活，不让血糖一波三折

112 | **良好的习惯也是治病的良药**

112 | 决不让坏情绪干扰了血糖

114 | 好的睡眠抵得过一堆补药

115 | 重视大小便的通畅

116 | 烟戒得越早，病痛就走得越远

117 | 酒性大热，能少喝就少喝

118 | 春秋变换，过渡季节要当心

119 | 关注细节，安度酷暑与严冬

120 | 严防低血糖，别忘带上糖和急救卡

122 | **从生活细节上阻击并发症**

122 | 体重、血压和血脂，一个都不能高

124 | 保持警惕，时刻守护心灵之窗

126 | 别给血糖留下任何染趾的机会

128 | 调饮食，防感染，减缓肾病发展

130 | 护理好肌肤，不让瘙痒烦心

131 | 为了母子健康，关注糖耐量异常

132 | **坚持自我监测，时刻准备着**

132 | 自我监测都要测什么

133 | 再忙也别忘了定期做检查

# 第三章 积极运动，有效的自然降糖法

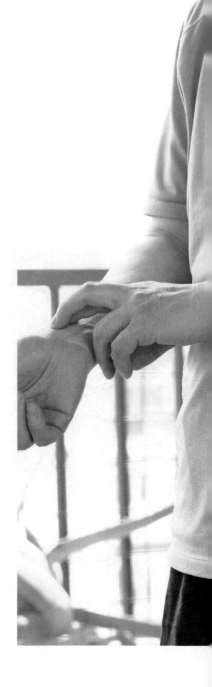

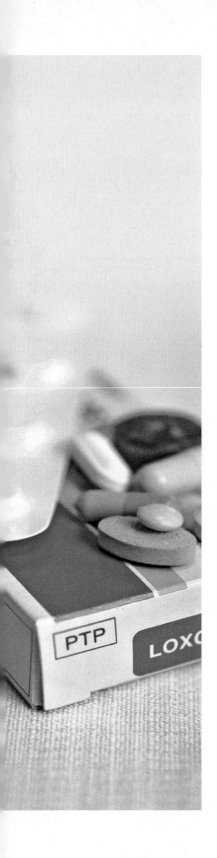

# 第四章 合理用药，必不可少的降糖之道

第五章

# 善用经络穴位，
# 循序渐进降血糖

# 附录

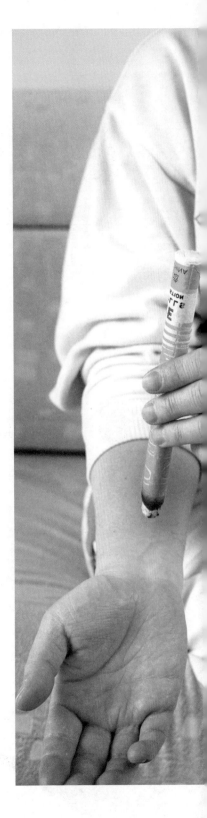

# 降低血糖不难,
# 难在稳定血糖

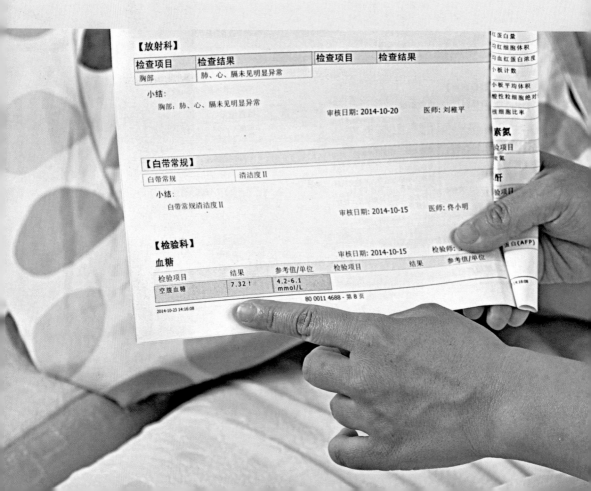

看到检查化验单上的血糖超标，该怎么办呢？！看到周围有不少糖尿病患者，可轮到自己的时候还是多少有些心慌。糖尿病是怎么回事？对身体有什么影响？会出现哪些症状和后果？怎样才能使血糖平稳下来？无数的问题随之而来。只有了解疾病，才能不忽视、不慌张、不害怕、配合医生治疗。因此，开篇就先来说说您应该知道的糖尿病基本知识。

"最好的医生是自己。"——希波克拉底

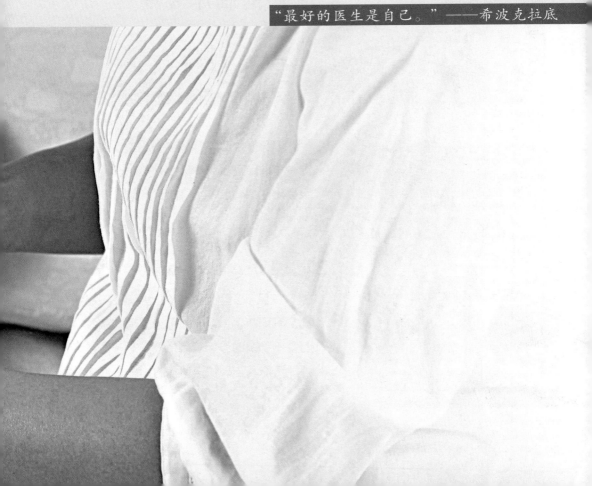

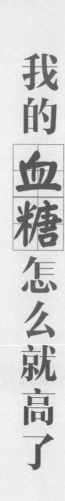

# 我的血糖怎么就高了

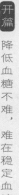

# 西医这样说

糖尿病是由多种病因引起的以慢性高血糖为特征的代谢紊乱性疾病。高血糖则是由于胰岛素分泌缺陷或其生物作用受损，或两者兼有引起。除了存在碳水化合物代谢异常外，还有蛋白质、脂肪代谢异常。高血糖长期存在，会引起人体多系统的损害，导致眼、肾、心脏、血管、神经等组织的慢性进行性病变及功能障碍。

## 糖尿病的临床表现

### 1 多饮、多尿、多食和消瘦

严重高血糖时会出现典型的"三多一少"症状，即多饮、多尿、多食、体重减少，多见于 1 型糖尿病。发生酮症或酮症酸中毒时"三多一少"症状更为明显，并容易出现血管、神经、眼部等慢性并发症。

### 2 疲乏无力，肥胖

多见于2型糖尿病。2型糖尿病发病前常有肥胖，所以又被称为"糖胖病"。若得不到及时诊断、病情严重时，体重会逐渐下降，出现快速消瘦的情况。

# 糖尿病的诊断标准

空腹血糖、餐后2小时血糖和糖化血红蛋白是诊断糖尿病的三个标准，三个标准均应达标。

空腹及餐后2小时血糖反映的是即刻的血糖水平，均应保持相对稳定；而糖化血红蛋白则反映出最近8~12周的血糖控制情况，不受抽血时间、是否空腹、是否使用胰岛素等因素干扰，是反映血糖控制好坏最有效、最可靠的指标，是糖尿病诊断的新标准和治疗监测的"金标准"。

糖化血红蛋白水平与估计的平均血糖水平的对应关系：

**估计的平均血糖**（毫摩尔／升）
＝1.59×糖化血红蛋白－2.59

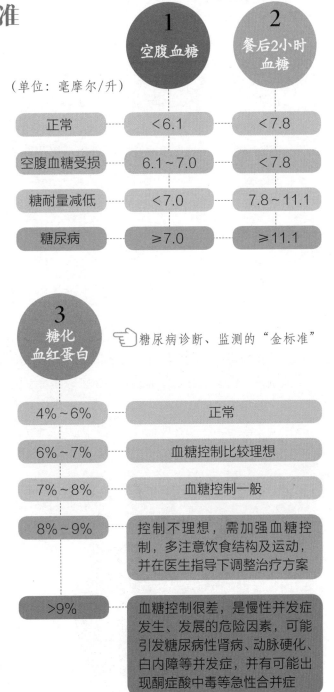

（单位：毫摩尔/升）

| | 1 空腹血糖 | 2 餐后2小时血糖 |
|---|---|---|
| 正常 | <6.1 | <7.8 |
| 空腹血糖受损 | 6.1~7.0 | <7.8 |
| 糖耐量减低 | <7.0 | 7.8~11.1 |
| 糖尿病 | ≥7.0 | ≥11.1 |

**3 糖化血红蛋白** 糖尿病诊断、监测的"金标准"

| | |
|---|---|
| 4%~6% | 正常 |
| 6%~7% | 血糖控制比较理想 |
| 7%~8% | 血糖控制一般 |
| 8%~9% | 控制不理想，需加强血糖控制，多注意饮食结构及运动，并在医生指导下调整治疗方案 |
| >9% | 血糖控制很差，是慢性并发症发生、发展的危险因素，可能引发糖尿病性肾病、动脉硬化、白内障等并发症，并有可能出现酮症酸中毒等急性合并症 |

# 糖尿病的主要类型

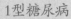

### 1型糖尿病

多数在 30 岁之前即发病，多为 16 岁以下的少年儿童，成年人也有这种类型，但比较少见。起病突然，多饮、多尿、多食，消瘦症状明显，血糖水平高，不少患者以酮症酸中毒为首发症状。1 型糖尿病常由于胰岛素细胞破坏引起，通常为胰岛素绝对缺乏，需终身接受胰岛素治疗。此类糖尿病常由于自身免疫系统缺陷、遗传缺陷、病毒感染和其他因素等引起。

### 2型糖尿病

95%的糖尿病患者为此种类型，通常在30岁之后发病，常见于中老年人，肥胖者发病率高，常可伴有高血压、血脂异常、动脉硬化等疾病。起病隐匿，早期无任何症状，或仅有轻度乏力、口渴，血糖增高不明显者需做血液检查才能确诊。由于高血糖发展缓慢，许多患者早期因无典型症状，未能引起足够注意，多年未发现糖尿病，但却有大血管和微血管病变的发生。血清胰岛素水平早期正常或增高，晚期低下。2型糖尿病的发生多与遗传、肥胖、年龄和不良生活方式等有关。

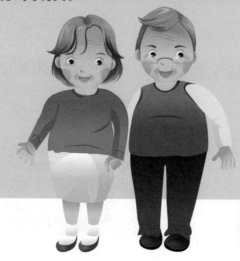

中国人有糖尿病的易感性。当性别、年龄、肥胖程度相同时，亚裔人（特别是东亚人）患糖尿病的风险为白人的1.6倍。所以，我国控制肥胖的标准需要更严格，才能有效降低患糖尿病的风险。

14

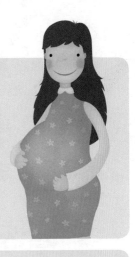

### 妊娠糖尿病

妊娠糖尿病是糖尿病的一种特殊类型，指确定妊娠后，尤其是妊娠中晚期，孕妇出现有不同程度的糖耐量减低或明显的糖尿病症状。大部分人产后可自行康复，但日后罹患糖尿病的比例高于其他人群，近30%的妊娠糖尿病妇女以后可能发展为2型糖尿病。

### 其他特殊类型糖尿病

也叫继发性糖尿病，即由其他疾病引起的糖尿病，一般多有病因可查，如由于胰腺炎、胰腺癌、胰大部切除等引起胰岛素合成障碍，或同时服用了能升高血糖的药物，或其他内分泌的原因引起抗胰岛素激素分泌太多等。

## 易患糖尿病的高危人群

糖尿病的病因尚未完全明确。目前西医认为糖尿病不是单一病因所致的单一疾病，而是多种病因所引起的综合征，主要与遗传、自身免疫及环境因素等有关。

如果你符合右侧任何一项及以上的情况，就是糖尿病的高危人群，一定要做好预防和检查工作。

① 年龄超过40岁者
② 有糖调节受损史者
③ 超重或肥胖者，尤其是中心型肥胖者
④ 缺少运动者
⑤ 一级亲属中有2型糖尿病家族史者
⑥ 有巨大儿生产史或妊娠糖尿病史的妇女
⑦ 高血压者
⑧ 血脂异常者
⑨ 动脉粥样硬化性心脑血管疾病患者
⑩ 有一过性类固醇糖尿病病史者
⑪ 多囊卵巢综合征患者
⑫ 长期接受抗精神病药物、抗抑郁药物治疗者

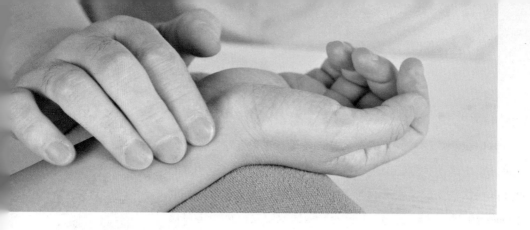

# 中医这样说

## 认识"消渴"

糖尿病在中医属于"消渴"的范畴，但又不完全等同于消渴，早在《黄帝内经》中就已有记载。消渴泛指以多饮、多食、多尿、形体消瘦或尿有甜味为特征的疾病，分为上消、中消、下消三个不同阶段，病因有肺燥、胃热、肾虚之别。

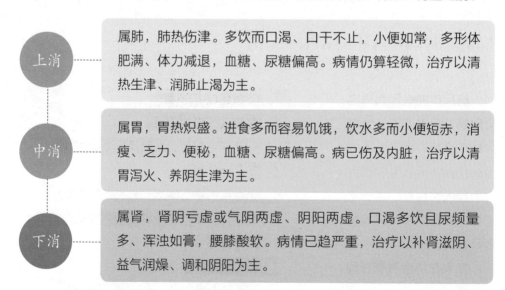

**上消** 属肺，肺热伤津。多饮而口渴、口干不止，小便如常，多形体肥满、体力减退，血糖、尿糖偏高。病情仍算轻微，治疗以清热生津、润肺止渴为主。

**中消** 属胃，胃热炽盛。进食多而容易饥饿，饮水多而小便短赤，消瘦、乏力、便秘，血糖、尿糖偏高。病已伤及内脏，治疗以清胃泻火、养阴生津为主。

**下消** 属肾，肾阴亏虚或气阴两虚、阴阳两虚。口渴多饮且尿频量多、浑浊如膏，腰膝酸软。病情已趋严重，治疗以补肾滋阴、益气润燥、调和阴阳为主。

中医认为，消渴病以阴虚为本，燥热为标，病变脏腑主要在肺、胃、肾，尤以肾为关键。三脏之中，虽有所偏重，但往往又互相影响。因病程较长，需要辨证治疗和调养。

# 消渴的病因

从病因上看，禀赋不足、饮食失节、恣食肥甘、情志过极、房事不节、外感六淫、劳逸失度等原因均可导致消渴病。

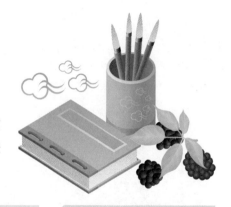

## 素体阴虚

导致阴虚的原因：

❶ 先天不足。母体胎养不足而致五脏柔弱。

❷ 后天损耗过度。如思虑劳神过度，暗耗阴血，损伤心脾；房事过劳、恣情纵欲而致肾精亏损；毒邪侵害，损害阴津等。

## 饮食不节、形体肥胖

长期过食肥甘、醇酒厚味及辛辣刺激食物，会使脾的运化功能损伤，"脾虚致消"，胃中积滞，蕴热化燥，伤阴耗津，胃中燥热使消谷善饥加重。因胖人多痰，痰阻化热，也能耗损阴津，化生燥热。

## 情志失调、肝气郁结

精神刺激、情志失调是糖尿病发生的重要因素，长期过度的精神刺激，如紧张、烦忧、郁闷、愤怒等情绪易郁肝气、积心火、伤肺气、灼胃津、耗肾液而引发为糖尿病。因此，情志刺激、五志过极是发生糖尿病的重要因素。

## 外感六淫，毒邪侵害

外感六淫（风、寒、暑、湿、燥、火六种外感病邪），毒邪内侵，伤及脏腑，化燥伤津，也可能发生消渴病。

## 血瘀

血瘀也是消渴病的重要病机之一。一是气阴两虚、瘀血内停而致消渴；二是瘀血本身导致消渴；三是瘀血化火、灼伤津液致消渴。病久入络，"久病必瘀"，而血瘀一旦形成又会加重消渴，恶性循环。

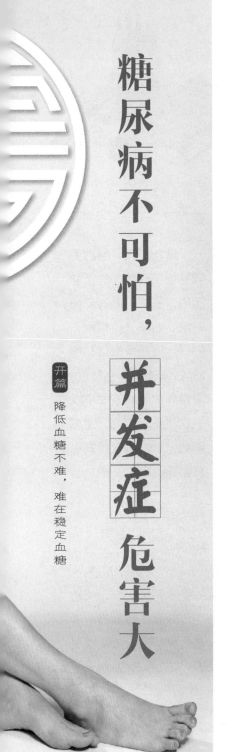

开篇

降低血糖不难，难在稳定血糖

对于糖尿病患者来说，短暂的高血糖并不可怕，因为可以想办法对血糖加以控制，可怕的是由于长期高血糖引起的多种糖尿病并发症。

糖尿病的并发症分为微血管并发症和大血管并发症，其发生与很多因素有关，包括遗传、年龄、性别、血糖控制水平、糖尿病病程以及其他心血管危险因素等。

我国2型糖尿病患者并发症患病率

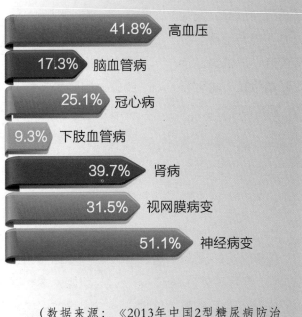

- 41.8% 高血压
- 17.3% 脑血管病
- 25.1% 冠心病
- 9.3% 下肢血管病
- 39.7% 肾病
- 31.5% 视网膜病变
- 51.1% 神经病变

（数据来源：《2013年中国2型糖尿病防治指南》）

# 糖尿病并发高血压

  糖尿病患者易患高血压，发病率在30%～50%。糖尿病和高血压无论是病因、互相影响还是危害上都存在共通性，因此常常合并发作。所以，两者被称为同源性疾病。早期有头痛、头晕、眼花、耳鸣、失眠等症状，进一步发展可出现心、脑、肾等重要器官的病变甚至衰竭。

# 糖尿病并发高脂血症

  血液中的脂肪叫作血脂，包括甘油三酯、胆固醇、磷脂和脂肪酸。主要来源于食物经胃肠消化吸收的脂肪和体内合成的酯类。由于糖尿病患者胰岛素缺乏，脂代谢紊乱，血液中甘油三酯及游离脂肪酸浓度增高，易于沉积在动脉壁上，导致血管壁增厚、变硬、管腔逐渐狭窄，使脏器供血不足。糖尿病性高脂血症容易导致各种血管疾病的发生，如冠心病、脑血管病、高血压等。

# 糖尿病并发心脏病

  糖尿病并发心脏病包括糖尿病性冠心病、糖尿病性心肌病和糖尿病性自主神经病变。发病的原因是糖、脂肪代谢紊乱导致心脏大血管、微血管及神经纤维的病变。糖尿病性心脏病以糖尿病性冠心病为多发，早期症状有疲劳、头晕、失眠、多汗、心悸、心律不齐、心动过速或过缓，进一步发展为心绞痛、心律失常、心房纤颤、心肌梗死等。我国冠心病患者的糖代谢异常患病率约为80%，高于西方人。

## 糖尿病并发脑血管病

由于糖尿病患者胰岛素缺乏，引起糖、脂肪、蛋白质代谢紊乱，易使血脂增高，导致动脉硬化。脑动脉硬化主要发生在脑部的大动脉和中等动脉，使累及的动脉血管狭窄或痉挛。在各种诱因（精神紧张、血压升高、用力过猛、血糖过低、气候变化等）刺激下，造成血管破裂或堵塞，使脑血液循环发生障碍，脑组织缺血，甚至导致脑梗死。

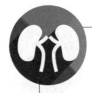

## 糖尿病并发肾病

糖尿病可引起微血管病变，导致肾组织缺血、缺氧，使血液黏稠度增高，红细胞变形能力减弱，出现肾小球毛细血管内压力增高，肾小球动脉阻力增大，超滤压升高，导致蛋白尿、水肿、肾功能衰竭。

## 糖尿病并发神经病变

糖尿病性神经病变是糖尿病最常见的慢性并发症之一，以周围神经病变、自主神经病变和中枢神经病变为主。体内代谢紊乱、微血管病变和外周动脉粥样硬化病变是导致发病的主要原因。在吸烟、超过40岁以及血糖控制差的糖尿病患者中，神经病变的患病率更高。

自我感觉症状有：自发痛、感觉异常、压痛、浅部感觉迟钝、上下肢振动感觉减退、下肢位置感觉障碍、运动障碍、脑神经麻痹、视力障碍等。自主神经病变会诱发糖尿病性心律异常、食管功能障碍、糖尿病性胃瘫、神经性胆囊病、排尿功能障碍、尿潴留、糖尿病性阳痿、皮肤瘙痒等。

## 糖尿病并发眼病

糖尿病对眼睛的影响非常大，糖尿病性眼病引起的双目失明比一般人高25倍，是导致成人失明的主要原因。糖尿病可影响眼睛从外到里的各种组织结构，引发视网膜病变、白内障、青光眼、屈光改变等。在这些并发症中，尤以糖尿病性视网膜病变、白内障为多见，影响也最大。

## 糖尿病并发下肢动脉病变

下肢动脉病变是外周动脉疾病的一个组成部分，表现为下肢动脉的狭窄、闭塞，出现下肢发凉、软弱、困乏、走路不能持久，乏力感加重，进而出现间歇性跛行，走路沉重、疼痛，再加重后可出现安静状态下的下肢疼痛与感觉异常，最终可致下肢坏疽，截肢的比例很高。与非糖尿病患者相比，糖尿病患者下肢动脉病变的发病率增加2倍，且更常累及股深动脉及胫前动脉等中小动脉。

## 糖尿病并发足病

在糖尿病患者中有15%～20%的人在病程中发生足部溃疡或坏疽，发病概率比普通人高40倍。根据引发溃疡的主要原因，可分为神经性足病、缺血性足病和混合性（神经—血管性）足病。糖尿病足病以神经性病变为主，在引发糖尿病足的各种诱因中，物理因素（足部溃疡、烫伤、修剪趾甲不当、足癣、足趾负荷过大等）占60%～80%。糖尿病足病会导致不同程度的截肢，严重影响患者生活质量，应特别引起注意。

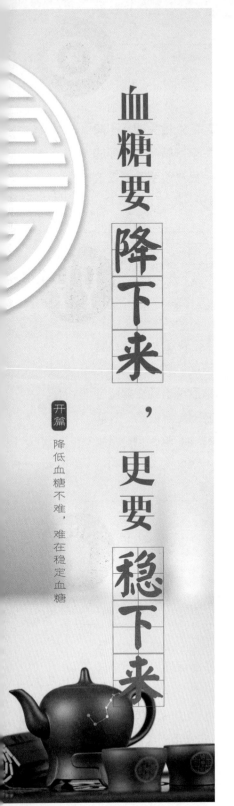

# 血糖要降下来，更要稳下来

糖尿病是慢性疾病，当前的医学水平对糖尿病只能控制，还达不到根治。如果糖尿病得不到有效控制，血糖长期处于高位，或忽高忽低，会导致多种并发症的发生，严重的会有生命危险，因此，治疗糖尿病就是为了预防和减少并发症的发生，将血糖控制稳定住。

糖尿病的治疗目标是保持良好的代谢控制，维持胰岛素细胞功能，使血糖达到或接近正常水平，延长糖尿病患者的生命，消除或减轻症状，使患者具有正常的社会生活，防止或延缓并发症的发生，减少死亡率。

治疗糖尿病是长期而细致的过程，单纯的药物治疗不能达到理想的效果，必须强调早期治疗、长期治疗、综合治疗、个体化治疗、医患合作，并着重从饮食调理、运动习惯、生活方式等多方面入手，才能让血糖降下来、稳下来。

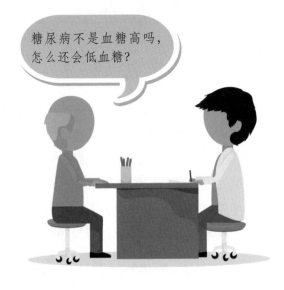

糖尿病不是血糖高吗，怎么还会低血糖？

# 降糖求 "稳" 不求 "快"

## 血糖波动危害大

降血糖应以平稳为佳，血糖降太快，往往造成血糖大幅波动，波动性高血糖对患者影响更大。研究发现，血糖波动对胰岛细胞功能以及糖尿病大血管和微血管病变都具有显著的影响。即使血糖不是很高，但血糖波动大，同样会导致并发症。因为血糖波动大，会损伤血管内皮细胞而促发血管性并发症，还会促使交感神经兴奋性异常，从而增加心脑血管病的发生率与死亡率。因此，在控制好血糖的同时，一定要降低血糖的波动性，否则，会出现"欲速则不达"的状况。

## 小心低血糖

同时，血糖降得太快还容易引发低血糖昏迷，对糖尿病患者是一个潜在的危险因素。

"不怕血糖降得慢，就怕发生低血糖"。尤其是血糖非常高的患者，身体已经习惯了高血糖的环境，血糖突然调节到正常状态时，可能会出现低血糖的症状。如果是老年患者，容易发生低血糖昏迷，甚至造成短时间内死亡。

## 血糖控制因人而异

鉴于低血糖对人体的危害，对于年龄较大的糖尿病患者，尤其是高龄老人，血糖的控制不宜太严格，不必非要控制在标准范围内，只要日常活动正常，没有明显不适症状，血糖适当偏高些反而更安全。

低血糖是指成年人空腹血糖浓度低于 2.8mmol/L。糖尿病患者血糖值 ≤ 3.9 mmol/L 即可诊断低血糖。低血糖症是一组多种病因引起的以静脉血浆葡萄糖（简称血糖）浓度过低、临床上以交感神经兴奋和脑细胞缺氧为主要特点的综合征。

低血糖的症状通常表现为出汗、饥饿、心慌、颤抖、面色苍白等，严重者还可出现精神不集中、躁动、易怒甚至昏迷等。

# 形象的"五驾马车"

国际糖尿病联盟(IDF)把治疗糖尿病的五种基本疗法形象地称为"五驾马车",这"五驾马车"分别为:饮食、运动、监测、药物和健康教育。

这五种疗法相辅相成,不可偏弃。只有正确驾御五驾马车,让这五匹马齐头并进、相互协调、步调一致,才能快速到达目的地。

所以说,糖尿病的治疗是一种综合防治的过程,单靠某一方面的改善并不能完全控制住血糖。牢牢掌控好这缺一不可的五驾马车,才能使糖尿病患者血糖长期稳定,有效防止或减少糖尿病并发症的发生,最终达到延长寿命、提高生活质量的目标,享受健康人生。

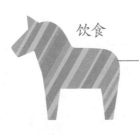 饮食

饮食疗法是预防和治疗各种类型糖尿病的基础。

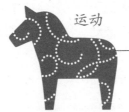 运动

运动疗法是治疗糖尿病的保障,长期、适度很重要。

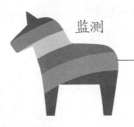 监测

糖尿病监测是治疗的中心环节,可随时掌握病情发展。

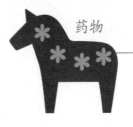 药物

药物疗法是治疗的关键,合理用药是控制糖尿病的主要手段。

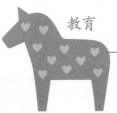 教育

糖尿病宣传教育是治疗的统帅,患者及家属都是教育对象。

饮食疗法以合理控制总热量和食物成分比例，减轻和避免肥胖为原则，减轻胰岛负担，从而降低血糖，改善症状。

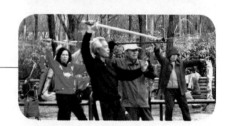

运动有助于控制血糖和体重，并能保持身心健康，增添生活乐趣。应坚持有氧运动，以"劳而不倦"为度。

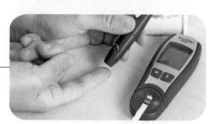

经常观察和记录血糖水平，系统监测病情，可以为制定合理的治疗方案提供依据。家用血糖仪是糖尿病患者必须配备的仪器。

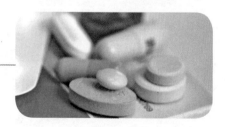

药物治疗包括口服降糖药物（包括西药、中药）和胰岛素治疗。糖尿病患者要信任医生，谨遵医嘱服药。

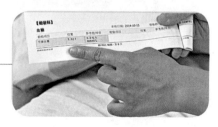

让患者及家属多了解相关知识，有助于克服对疾病的恐惧或轻视心理，更好地与医生密切配合。否则，单靠医生单方面努力很难取得较好的疗效。

# 建立新的生活方式

要想使血糖平稳，预防和控制糖尿病的发生、发展，就要仔细审视一下自己的生活，和原来的不良生活方式说再见，建立起健康的新生活方式。

### 增加蔬菜摄入，低脂饮食

调整原有的饮食结构，增加蔬菜的摄入，减少高油脂、高胆固醇的食物摄入，控制饮食总量，制定合理的饮食计划并严格执行，写好饮食日记。

### 多吃粗粮，减少单糖摄入

主食适当添加粗粮，替代精米白面，减少升糖指数过高的单糖类食物摄入。

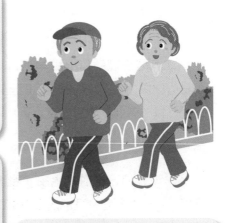

### 增加日常活动量

坚持进行适当的体力活动和运动，每天进行至少30分钟的中等强度活动，对于久坐工作者尤其重要。

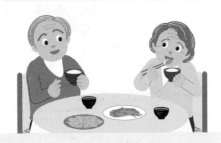

### 少喝酒，不抽烟

吸烟有百害而无一利，应坚决戒除。饮酒虽可适当放宽，但也应尽可能减量，豪饮、酗酒的习惯应戒除。

### 控制体重，积极减肥

对超重或肥胖不能听之任之，要制定减肥计划并积极实施，尤其是腹部肥胖者，应把控制腰围作为首要目标。

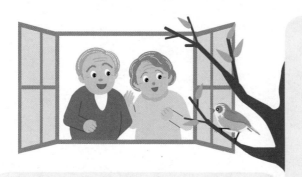

### 避免过度疲劳

小劳有益身心，过劳则加速身心损耗，伤及脏腑功能，促发各种并发症。过劳包括体力活动过大、用脑过度及房事过度，注意在工作、生活中均应避免过劳。

### 保持乐观的心态

调整心态，保持积极向上的生活态度及平和的心态，避免不良情绪的刺激。

### 生活有规律

生活起居养成良好的规律，让生物钟与大自然相协调，早起早睡、不熬夜、三餐定时定量、定时排便，对健康非常有益。

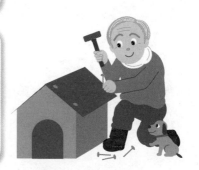

### 自我监测，定期检查

糖尿病易感人群及糖尿病患者均应定期监测体重、血压、血脂、血糖和尿糖，养成良好的记录习惯。还要关注身体出现的变化，早警觉，早发现，早治疗。

如有以下症状，要警惕是否为糖尿病及其并发症的出现，并及时检查。

▶ 出现口干、多饮、多尿，又无明显原因。
▶ 饭量增加，但体重下降。
▶ 皮肤患疖肿而不易治愈。
▶ 四肢麻木，感觉迟钝。
▶ 经常出现不明原因的低血糖。
▶ 过早出现视力障碍，视力明显减退。
▶ 不明原因的肌腱反射减弱或消失。
▶ 女性外阴瘙痒。
▶ 经常便秘。

# 第一章 控制血糖，首先从饮食上找出路

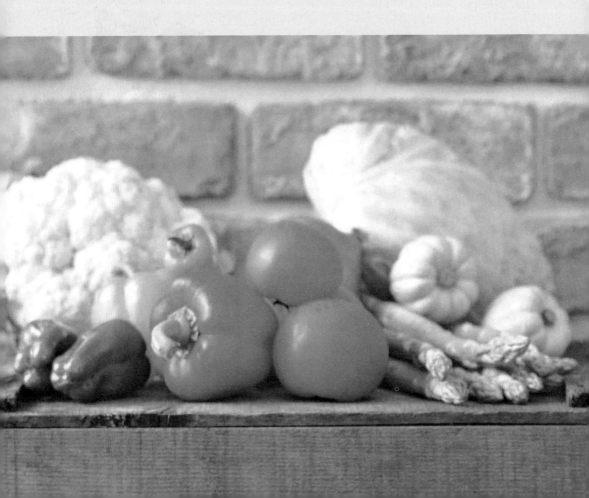

在日常生活中，血糖一高，人们一般想到就是打胰岛素或者吃药。其实，只要你做一个生活的有心人，你就会发现，在吃上讲科学、有节制就能在很大程度上控制血糖，不少食物和食疗方对稳定血糖有意想不到的效果，可以说"管住嘴"的确是让血糖平稳的重中之重。

　　有一点特别需要注意，即糖尿病不论病情轻重，不论是否口服降糖药或注射胰岛素，都必须合理控制饮食，不能以为增加了药物的次数和剂量，就可以敞开肚皮吃了。

"不知食宜者，不足以存生也。"——孙思邈

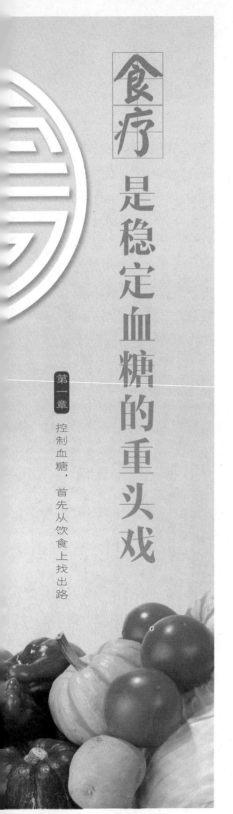

食疗 是稳定血糖的重头戏

# 吃出来的富贵病

糖尿病是一种实实在在的"富贵病"。随着我国人民生活水平的迅速提高，糖尿病的发病率正在以令人担忧的速度攀升，再次印证了"病从口入"这句古训。

除了1型糖尿病是以遗传因素为主外，2型糖尿病基本上是后天因素引发的。在诱发糖尿病的诸多因素中，不合理的饮食结构是主要根源。可以说，在一定程度上，糖尿病是一种"吃"出来的疾病。

中医也很早就认识到了饮食和糖尿病的重要关系，认为饮食不节是重要的致病因素，因此，把消渴归为一种"富贵病"。

"此肥美之所发也，此人必数食甘美而多肥也。肥者，令人内热，甘者，令人中满，故气上溢，转为消渴。"——《黄帝内经》

"消渴病，其为病之肇端，皆高梁肥甘之变，酒色劳伤之过，皆富贵人病之而贫贱者少有也。"——《景岳全书》

# 合理的膳食结构是食疗的基础

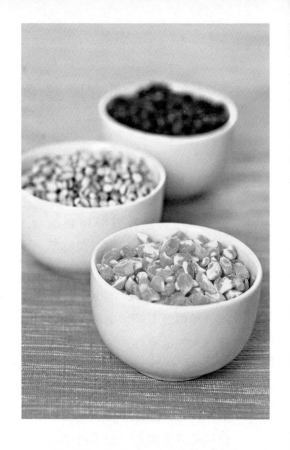

## 食疗重在"调结构"

解铃还须系铃人，既然是"吃出来"的疾病，就要通过"吃"来调节才有效。饮食疗法是糖尿病治疗的"五驾马车"之一，是控制糖尿病的基础，也是糖尿病患者最关心的问题。不论是哪种类型的糖尿病患者，都应把饮食疗法放在首位，有不少糖尿病患者只需单纯的饮食疗法即可控制住血糖。

不少人得了糖尿病非常沮丧，觉得从此以后这也不能吃、那也不能吃了。本来患糖尿病的就多是好吃的人，这下爱吃的东西都上了黑名单，生活好像也失去了很多乐趣。

其实，糖尿病患者的饮食并不是尽量不吃或少吃，也不是绝对禁止吃某种食物，更不是饥饿疗法，而是要吃得合理、吃得适度，这才是最重要的。

面对饮食结构的日益"西化"，我们要及时采取措施来调整。糖尿病患者的饮食应该根据个人病情精心设计，在合理控制总热量的基础上，合理分配糖类、脂肪、蛋白质的进食量，增加膳食纤维的摄入，提倡科学合理、符合国人健康需求的膳食结构，以纠正糖代谢紊乱引起的血糖、尿糖、血脂异常等临床症状，预防并发症的发生、发展。

食物本身并没有好坏，重要的是怎么吃、吃多少。饮食既可以"致病"，也可以"治病"，食疗就是利用食物来"治病"的过程。

# 糖尿病患者的食疗原则

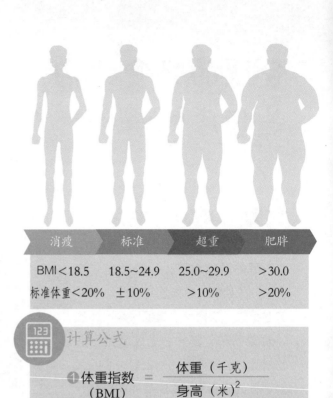

## 保持标准体重

糖尿病患者既要控制饮食，又要营养充足，以保持理想体重。

肥胖者要减少热量的摄入，使体重下降，增加机体耐胰岛素的敏感性。达到理想体重后糖耐量往往会显著改善。

消瘦者应适当提高热量的摄入，使体重接近正常体重，以保证营养供应，减缓身体消耗和脏腑损伤，避免出现身体虚弱而引发各种并发症。

| 消瘦 | 标准 | 超重 | 肥胖 |
|------|------|------|------|
| BMI<18.5 | 18.5~24.9 | 25.0~29.9 | >30.0 |
| 标准体重<20% | ±10% | >10% | >20% |

### 计算公式

❶ 体重指数（BMI）$= \dfrac{体重（千克）}{身高（米）^2}$

❷ 标准体重（千克）$=$ 身高（厘米）$-$ （男）105 （女）107

## 两高、四低、一平

这是由世界卫生组织倡导的饮食法。要求科学计算饮食中各种营养成分的含量，做到饮食平衡。提倡饮食金字塔，多食蔬菜、水果，少食糖类和脂肪类食物。最终使血糖、血脂达到或接近正常水平，防止或延缓各种糖尿病并发症的发生、发展。

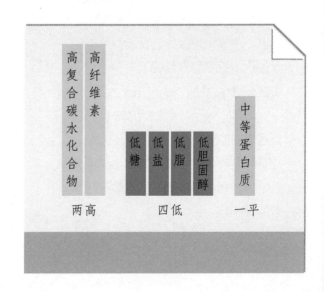

高复合碳水化合物　高纤维素　　低糖　低盐　低脂　低胆固醇　　中等蛋白质

两高　　　四低　　　一平

# 每天按照"饮食金字塔"来吃

如果血糖偏高者能够按照这个"饮食金字塔"的原则来调整日常饮食结构，做到膳食平衡、控制总量、食物多样化，就可以有效稳定血糖，预防和控制糖尿病。

位于金字塔塔尖的食物应摄入最少，血糖偏高者，此类食物需严格限制。
油25~30克
盐6克

脂肪、油和糖、甜食等尽量少吃。包括薯片、蛋糕、饼干和油炸食品、冰淇淋、巧克力、糖果等。

低脂牛奶、酸奶、奶酪、豆腐等是蛋白质和钙的良好来源。
奶类及奶制品300克
大豆类及坚果30~50克

肉类包括瘦畜禽肉、鸡蛋、鱼等，是优质蛋白质的来源。
畜禽肉类50~75克
鱼虾类50~100克
蛋类25~50克

蔬菜低脂肪、高纤维，大多数含有少量天然糖。
蔬菜类
300~500克

有些水果含有较多的天然糖，需引起注意。
水果类
200~400克

谷粮类食物是每日饮食的基础。糖尿病患者及高危人群每日摄取的碳水化合物应占总热量的55%~60%，不能因为怕血糖高就不吃主食。

谷类多选择加工较少的小麦、燕麦、大麦、糙米、荞麦、玉米等品种，适当减少精米白面的比例。薯类包括甘薯、马铃薯、芋头等富含碳水化合物的食物。杂豆包括绿豆、红豆、花豆、黑豆、豌豆等杂粮类食物。

谷类、薯类及杂豆250~400克，水1200毫升

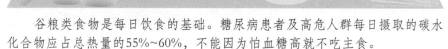

# 每天应摄入多少热量

我们都知道，糖尿病患者要控制好每天摄入的总热量。那么，每天应该摄入多少热量，才能既稳住血糖，又保证身体各项活动的需要呢？这是根据每个人的身高、体重及活动水平而定的，因人而异。用下面的方法可以计算出每天的热量需求，这是控制饮食总量的第一步。

 **计算公式**

每日所需总热量 ＝ 标准体重 × 每日单位体重所需热量
（千克） （千卡/千克）

见第32页　　　　查下表

● "标准体重"计算公式见第32页"计算公式 ❷ "。
● 确定自己属于哪类体型（消瘦、标准、超重还是肥胖）。
● 再查询下表，根据体型和劳动强度，找到相应的"每日单位体重所需热量"。
● 代入上面的公式计算，得出"每日所需热量"的数值。
● 千卡也叫大卡，1千卡＝4.18千焦。

### 每日单位体重所需热量表　（单位：千卡/千克体重）

| 体型 | 劳动强度 | | | |
|---|---|---|---|---|
| | 极轻劳动或卧床 | 轻度劳动 | 中度劳动 | 重度劳动 |
| 消瘦 | 20~25 | 35 | 40 | 40~45 |
| 标准 | 15~20 | 30 | 30 | 40 |
| 超重 | 20 | 25 | 30~35 | 35 |
| 肥胖 | 15 | 20~25 | 30 | 35 |

一般来说，人体每日需摄入1000千卡以上的热量，才能不损害健康。

下面的两个例子能帮助大家更好地掌握计算热量的方法。需要注意的是，老年人普遍存在身高变矮、体重增长的趋势，基础代谢率也在减小，所以，更应注意逐渐减少每日的热量摄入，以控制体重增长过大。

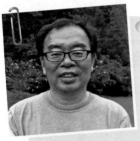

张先生

年龄：50岁，身高：1.76米，体重：80千克。
在办公室做文字工作，少锻炼（属轻度劳动）。

☞ 标准体重=176-105=71（千克）
☞ 目前体重（80千克）超出标准体重（71千克）13%，属超重体型。
☞ 查表，每日单位体重所需热量为25千卡
☞ 每日所需总热量＝71×25=1775千卡

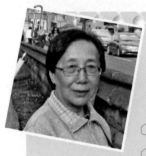

余阿姨

年龄：70岁，身高：1.60米，体重：60千克。
退休在家，少锻炼（属轻度劳动）。

☞ 标准体重=160-107=53（千克）
☞ 目前体重（60千克）超出标准体重（53千克）13%，属超重体型。
☞ 查表，每日单位体重所需热量为25千卡
☞ 每日所需总热量＝53×25=1325千卡（由于年龄较大，摄入热量宜偏低，1300千卡合适）

# 主食固定法PK食品交换份法

下面这两种方法都是糖尿病饮食常用的控制方法，各有所长。如果从控制效果来看，食品交换份法更胜一筹。

| 主食固定法 | 对比 | 食品交换份法 |
|---|---|---|
| 简单方便，易于实施操作 | ☺ | 比较精确，控制血糖效果好 |
| 控制血糖效果差一些 | ☹ | 计算和实施起来有些麻烦 |

## 主食固定法

主食固定法是根据糖尿病患者的基本情况，固定每日3餐的主食量，副食的量根据总热量的变化增减。一般在一个目标阶段里，副食的量应大致保持恒定，品种可以自由更换。

确定主食固定量的方法

❶ 计算出个人每天应摄入的热量总值（计算方法见第34页）。

❷ 查右表，找到相应的每日主食量。

| 每日所需总热量 | 主食量 |
|---|---|
| 1200千卡 | 3两（150克） |
| 1300千卡 | 3两半（175克） |
| 1400千卡 | 4两（200克） |
| 1500千卡 | 4两半（225克） |
| 1600千卡 | 5两（250克） |
| 1700千卡 | 5两半（275克） |
| 1800千卡 | 6两（300克） |
| 1900千卡 | 6两半（325克） |
| 2000千卡 | 7两（350克） |
| 2100千卡 | 7两半（375克） |
| 2200千卡 | 8两（400克） |
| 2300千卡 | 8两半（425克） |
| 2400千卡 | 9两（450克） |

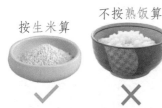

按生米算　✓

不按熟饭算　✗

☞ 主食量是一天三顿的全部主食量（包括加餐）。
☞ 主食量是干生食材的克重，不是加工煮熟以后的克重。

# 食物交换份法

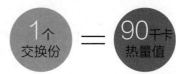

1个交换份 = 90千卡热量值

这是一种食物间能互相交换的方法。

将各种食物按所含营养素的近似值分成6大类：

**1** 谷薯类　**2** 蔬菜类　**3** 水果类　**4** 瘦肉类　**5** 豆乳类　**6** 油脂类

在各类食物中，将能够提供90千卡热量的食物重量作为一个交换份，同类食物可以互相交换（各类食物等价交换表参见本书附录）。每日进餐食物的品种可以在各类食物等价交换表中任意选择。总之，在不增加全天总热量的前提下，食物可以按照等热量和营养素相似的原则相互替换。

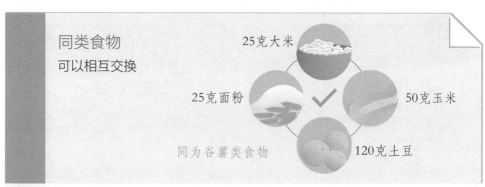

同类食物可以相互交换

25克大米
25克面粉
50克玉米
120克土豆

同为谷薯类食物

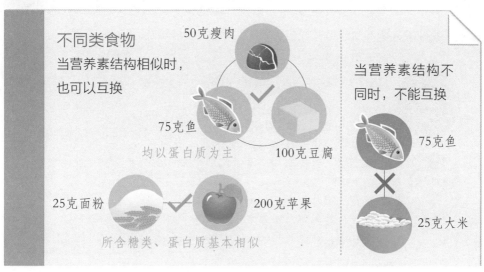

不同类食物
当营养素结构相似时，也可以互换

50克瘦肉
75克鱼
100克豆腐

均以蛋白质为主

25克面粉 — 200克苹果

所含糖类、蛋白质基本相似

当营养素结构不同时，不能互换

75克鱼
25克大米

# 为自己设计每一天的饮食方案

根据控制总热量摄入及"食物交换份法",可以制订出符合每个糖尿病患者特殊需求的每日饮食计划,并让其饮食尽量丰富多彩。只要控制好总热量,就能摆脱"这不能吃、那不敢吃"的饮食困境。

## 确定每日进食食物的量

糖尿病患者每日需摄入多少交换份的食物

**计算公式**

每日食物供给总份数 ＝ 每日所需总热量 ÷ 90
（份）　　　　　　（千卡）　　（千卡/份）

见第34页

总热量决定进食量。在阶段性目标的饮食计划中,每天的进食量应保持一致。计算出每日食物交换总份数后,再按一定比例分配到各类食物中去,计算出每日主要种类食物的摄入份数及进食量（克重）。具体数值可参考右表。

**张先生**

每日所需总热量:1775千卡
每日食物供给总份数=1775÷90=19.7份
查右表,可参照1800千卡比例进食,或适当减少一些。

**余阿姨**

每日所需总热量:1300千卡
每日食物供给总份数=1300÷90=14份
查右表,可参照1200~1400千卡之间的比例进食。

不同热量需求的糖尿病患者每日食物供给份数和重量

| 热量 | | 1200千卡 | 1400千卡 | 1600千卡 | 1800千卡 | 2000千卡 | 2200千卡 |
|---|---|---|---|---|---|---|---|
| 每日总份数（份） | | 13 | 15.5 | 17.5 | 20 | 22 | 24.5 |
| 主食 | 份数(份) | 7 | 8 | 8 | 10 | 11 | 13 |
| | 重量(克) | 175 | 200 | 200 | 250 | 275 | 325 |
| 蔬菜 | 份数(份) | 1 | 1 | 1 | 1 | 1.5 | 1.5 |
| | 重量(克) | 500 | 500 | 500 | 500 | 750 | 750 |
| 水果 | 份数(份) | | | 1 | 1 | 1 | 1 |
| | 重量(克) | | | 200 | 200 | 200 | 200 |
| 瘦肉 | 份数(份) | 1 | 2 | 2 | 2.5 | 2.5 | 3 |
| | 重量(克) | 50 | 100 | 100 | 125 | 125 | 150 |
| 鸡蛋 | 份数(份) | 1 | 1 | 1 | 1 | 1 | 1 |
| | 重量(克) | 60 | 60 | 60 | 60 | 60 | 60 |
| 牛奶 | 份数(份) | 1.5 | 2 | 2 | 2 | 2 | 2 |
| | 重量(克) | 240 | 320 | 320 | 320 | 320 | 320 |
| 豆腐 | 份数(份) | 0.5 | 0.5 | 1 | 1 | 1 | 1 |
| | 重量(克) | 50 | 50 | 100 | 100 | 100 | 100 |
| 烹调油 | 份数(份) | 1 | 1 | 1.5 | 1.5 | 2 | 2 |
| | 重量(克) | 10 | 10 | 15 | 15 | 20 | 20 |

# 把每日进食总量分配到三餐中去

计算出每日摄入各种食物的总量后，再合理分配到各餐当中去。一般按早餐、中餐、晚餐为2：4：4的比例分配，若设置加餐，就应适当减少正餐的份额，加餐应在上午和下午的两餐之间，或晚上临睡前。

**张先生**

按每日摄入1800千卡热量（总份数为20份）计算，每日三餐，每餐间有适当加餐，各餐的热量摄入份数可参见下表。

### "食物交换份法"每日饮食计划示例

| 正餐和零食时间 | 每日的总份数 | 8:00 早餐 | 10:00 | 12:00 午餐 | 15:00 | 18:00 晚餐 | 21:00 |
|---|---|---|---|---|---|---|---|
| 主食 | 10 | 2 | | 4 | | 3 | 1 |
| 蔬菜 | 1 | 0.2 | | 0.4 | | 0.4 | |
| 水果 | 1 | | 0.5 | | 0.5 | | |
| 瘦肉 | 2.5 | | | 1.5 | | 1 | |
| 鸡蛋 | 1 | 1 | | | | | |
| 豆腐 | 1 | | | 0.5 | | 0.5 | |
| 牛奶 | 2 | 1 | | | | | 1 |
| 烹调油 | 1.5 | | | 1 | | 0.5 | |
| 份数合计 | 20 | 4.2 | 0.5 | 7.4 | 0.5 | 5.4 | 2 |

计算好每餐应摄入的食物份数后，再根据不同食物的每份等价交换重量来控制进食量（各类食物等价交换表参见本书附录3）。

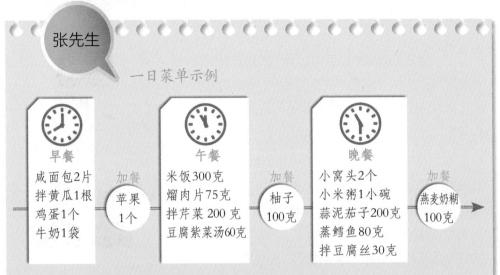

**张先生**

一日菜单示例

**早餐**
咸面包2片
拌黄瓜1根
鸡蛋1个
牛奶1袋

**加餐**
苹果
1个

**午餐**
米饭300克
熘肉片75克
拌芹菜200克
豆腐紫菜汤60克

**加餐**
柚子
100克

**晚餐**
小窝头2个
小米粥1小碗
蒜泥茄子200克
蒸鳕鱼80克
拌豆腐丝30克

**加餐**
燕麦奶糊
100克

☞ 以上菜单中的主食克重为熟制后的，下表主食克重为熟制前的。

**每餐食物的交换份及克重**

| 膳食分配 / 每日总量 | 早餐 | 上午加餐 | 午餐 | 下午加餐 | 晚餐 | 晚上加餐 |
|---|---|---|---|---|---|---|
| 主食 250克 | 50克 | | 100克 | | 75克 | 25克 |
| 蔬菜 500克 | 100克 | | 200克 | | 200克 | |
| 水果 200克 | | 100克 | | 100克 | | |
| 瘦肉 125克 | | | 75克 | | 50克 | |
| 鸡蛋 60克 | 60克 | | | | | |
| 豆腐 100克 | | | 50克 | | 50克 | |
| 牛奶 320克 | 160克 | | | | | 160克 |
| 烹调油 15克 | | | 10克 | | 5克 | |
| 份数合计 20份 | 4.2份 | 0.5份 | 7.4份 | 0.5份 | 5.4份 | 2份 |

# 记好 "饮食日记"

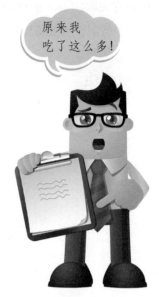

原来我吃了这么多！

记饮食日记能帮助糖尿病患者了解和控制饮食状况。当你把吃的东西都记录下来，才能真正发现自己的饮食风格，以此来判断是否需要改变你的饮食习惯和计划！饮食日记主要有以下作用。

❶ 了解自身对每日或某一个阶段实际饮食中各种食物及用量所做出的反应。

❷ 与"日常监测日记"互相对照查看，以观察饮食对血糖的影响。

❸ 控制运动或活动量，科学调整生活习惯。

☞ 本书附录有"饮食日记"的空白表格，读者可参照使用。

## "饮食日记"都记些什么

记下你吃的每一样东西，即便是少吃、品尝或仅仅是"一口"的。

| | |
|---|---|
| 吃东西的时间 | 记录下所有正餐和加餐的进食时间。 |
| 吃了什么吃了多少 | 这是饮食日记中最难记录的一部分，尤其是"吃了多少"，但也是最重要的部分。记录准确才能制订出合理的饮食计划。可以使用标准的测量器具来测量，也可以凭经验目测或手测。 |
| 其他信息 | 包括每日运动或活动量的情况。备注可记录一些特殊事项。 |

日期：2015 年 4 月 1 日　　　星期 三　　　　　　　　　　单位：克

| 时间 | 主食 | | 肉类 | | 蔬果类 | | 豆制品 | | 奶、蛋 | |
|---|---|---|---|---|---|---|---|---|---|---|
| | 品种 | 数量 | 品种 | 数量 | 品种 | 数量 | 品种 | 数量 | 品种 | 数量 |
| 07:30 | 全麦面包 | 50 | | | 芹菜 | 100 | | | 牛奶 | 250 |
| | | | | | | | | | 鸡蛋 | 60 |
| 10:00 | | | | | 苹果 | 100 | | | | |
| 12:00 | 米饭 | 150 | 牛肉 | 50 | 洋葱 | 100 | | | | |
| | | | | | 小白菜 | 50 | 豆腐 | 50 | | |
| | | | | | 海带丝 | 50 | | | | |
| 14:30 | | | | | 黄瓜 | 200 | | | | |
| 18:00 | 二合面饼 | 60 | 平鱼 | 50 | 胡萝卜 | 50 | 豆腐丝 | 50 | | |
| | 小米粥 | 100 | | | 番茄 | 100 | | | | |
| 20:30 | | | | | | | | | 酸奶 | 150 |
| | 合计 | 360 | 合计 | 100 | 合计 | 750 | 合计 | 100 | 合计 | 460 |

| 全天油量 | 16 | 全天盐量 | 4 |
|---|---|---|---|

| 运动活动及时间 | 早晨步行上班1.5公里，30分钟。<br>晚饭后步行1.5公里，31分钟。<br>全天7000步。 |
|---|---|

备注：

# 来自中医师的饮食调理术

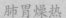

对于糖尿病的饮食调理，中医也高度重视，中医认为，饮食不节是导致糖尿病的重要原因。在具体实施上，中医饮食调理并不像西医那样有严格的数字控制，算计斤两，被血糖数值所累，而是以"富病穷养、七八分饱、粗茶淡饭"为原则，并重在辨证调理、改善不适症状。

中医饮食调理不仅包括日常食物，还包括一些可以入膳的中药材料。"药食同源"，很多食物都有一定的药用价值，被称为"药食两用"材料。长期坚持对症食疗，身体状况调理好了，血糖也会降下来。食疗也是药物治疗的重要补充，同时进行效果更好。

中医认为，糖尿病的发病机理与阴虚燥热、肾虚、胃热、肝郁等有关，糖尿病慢性并发症则与血瘀痰阻有关。应当根据不同病情，结合血糖及并发症情况，有的放矢、辨证选择食材。

## 肺胃燥热

表现：烦渴多饮，消谷善饥，口干舌燥，身体消瘦，小便频数，大便燥结，舌红脉数。

原则：清泻肺胃燥热，养阴生津润燥。

食材：绿豆、水芹、百合、葛根、银耳、梨等。

## 阴虚津亏

表现：口渴多饮，尿频色清，手足心热，口干舌红，脉沉细数。

原则：滋阴润燥，泻火补肾。

食材：鸭肉、海参、山药、桑椹、甲鱼等。

## 阴阳两虚

表现：尿频清长，口渴多饮，口干少津，舌淡苔白，脉沉迟。

原则：滋肾温阳，固精缩尿。

食材：枸杞子、山药、核桃、莲子、鹌鹑、乌鸡等。

糖尿病合并心脏病

表现：口渴多饮，尿频量多，心悸气短，舌质暗紫，脉细数或迟涩。

原则：养心润阴，活血化瘀。

食材：鳝鱼、海带、山楂等。

糖尿病合并肥胖症

表现：口渴多饮，尿频量多，消谷善饥，身体肥健，舌红苔白，脉滑数。

原则：清热润燥，消脂减肥。

食材：萝卜、海带、绿豆、冬瓜、黄瓜、玉米须、山楂、木耳等。

糖尿病合并高血压

表现：口渴多饮，头目眩晕，烦躁易怒，尿浊，舌质红，脉弦或细数。

原则：清肝泻火，滋阴潜阳。

食材：芹菜、菊花、空心菜、桑椹、玉米须、陈皮、海蜇、荸荠等。

糖尿病合并肾病

表现：口渴多饮，尿浊量多，腰膝酸软，或神疲乏力，畏寒怕冷，遗尿，脉沉迟。

原则：滋阴补阳，温肾健脾，益气固涩。

食材：山药、燕麦、桂圆、枸杞子、桑椹、莲子、核桃等。

糖尿病合并眼病

表现：口渴多饮，多食，尿浊量多，两目昏花，目赤涩痛，舌红脉数细。

原则：益气养阴，清肝明目。

食材：菊花、山楂、枸杞子、决明子、莲藕、胡萝卜等。

糖尿病合并周围神经炎

表现：口渴多饮，心悸，眩晕，便秘或泄泻，汗证，腰膝酸软，四肢无力，健忘嗜睡，舌苔白，脉沉细。

原则：补元益气，对症治疗。

食材：山药、虾、扁豆、桂圆、大枣、甲鱼等。

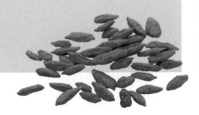

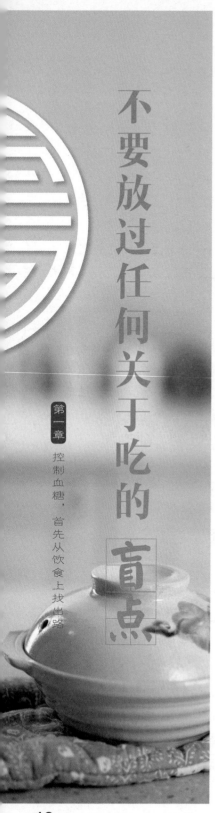

不要放过任何关于吃的**盲点**

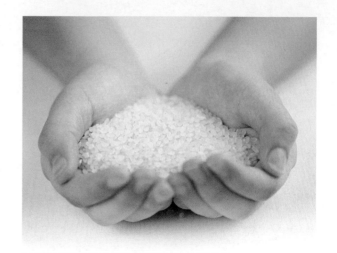

# 目测加手测，轻松把握食材用量

很多人都掌握不好食物量的概念。一方面是由于不经常做饭、缺少生活经验，对克重没有概念，另一方面，我们往往对食物熟制以后的克重比较熟悉，但对干生食材的克重不太了解。比如，一餐吃了一碗饭（2两饭），这是多少克大米呢？由于糖尿病食物控制的数值都以干生食材为准，所以，我们有必要关注一下干生食材的克重。

西方人做饭要用台秤称量食材的重量，我们中国人没这个习惯，一般都是目测或手测，时间长了，凭经验和手感，也可以有大致的判断。

下面列出一些常见食物克重的形态大小及相应的交换份，即便没有台秤，也能大致掌握食物量，做到定量进食，心中有数。

# 谷薯类食物

大米

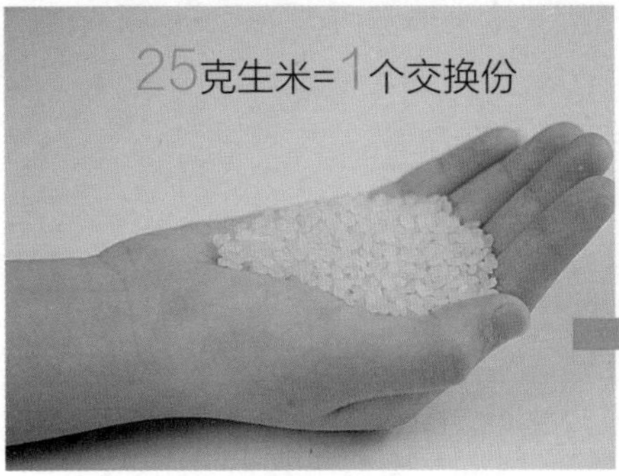

25克生米=1个交换份

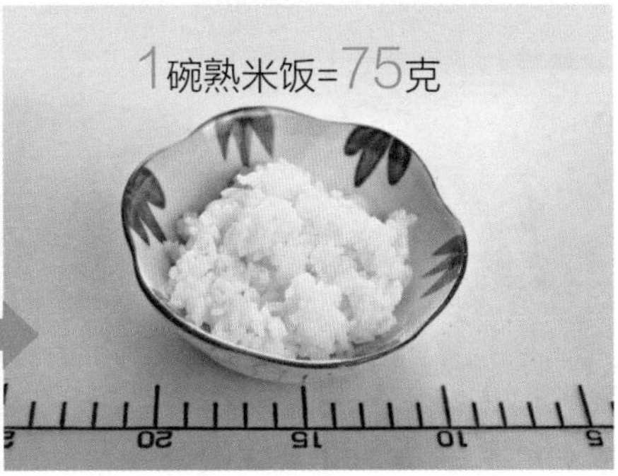

1碗熟米饭=75克

面

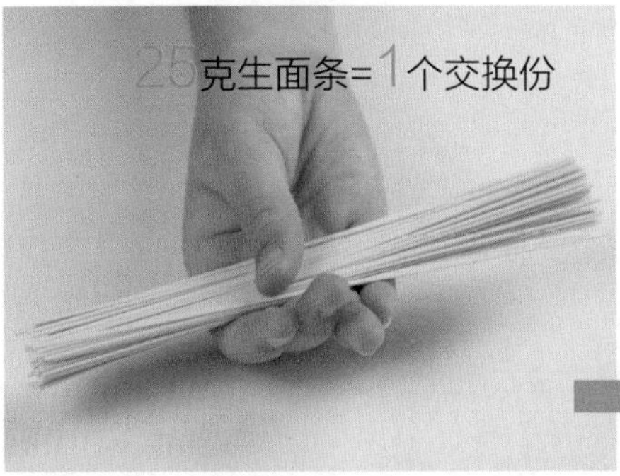

25克生面条=1个交换份

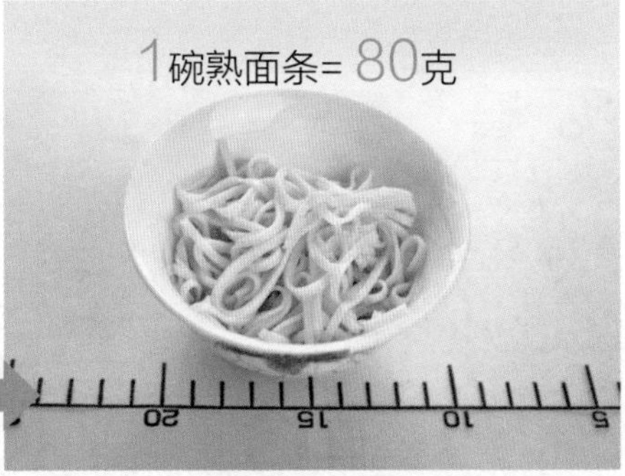

1碗熟面条=80克

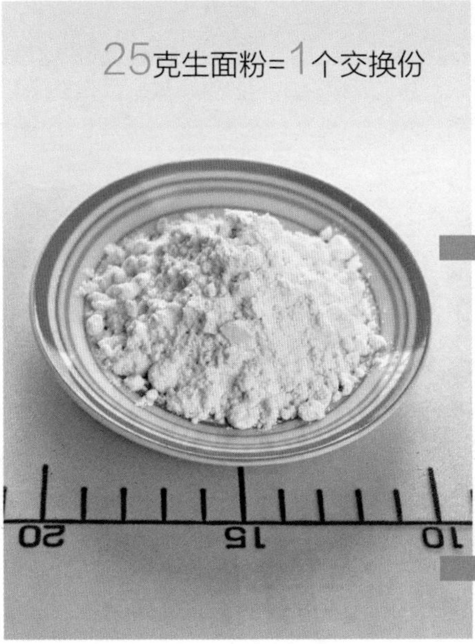

25克生面粉=1个交换份

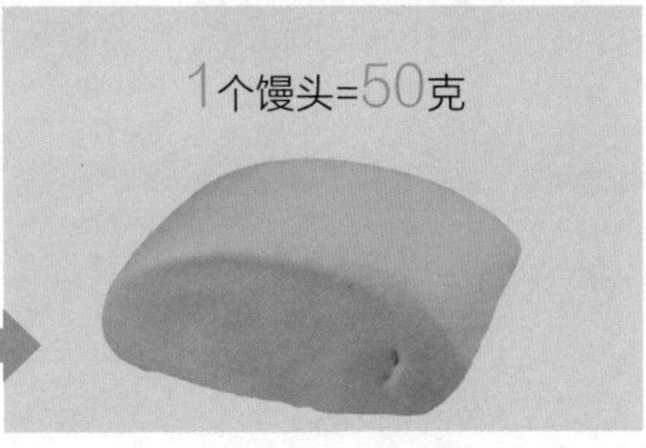

1个馒头=50克

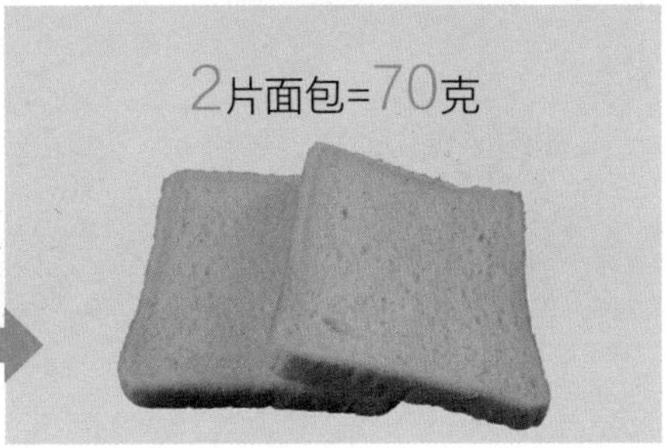

2片面包=70克

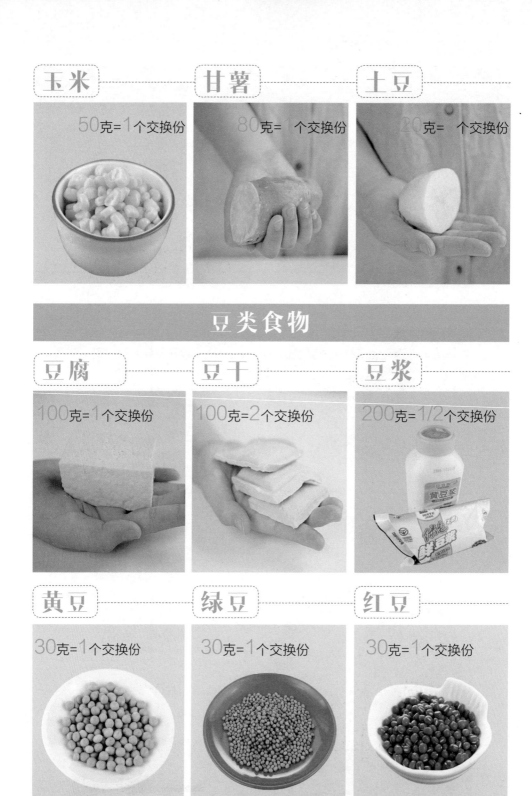

玉米 ········· 甘薯 ········· 土豆 ·········

50克=1个交换份    80克= 个交换份    20克= 个交换份

## 豆类食物

豆腐 ········· 豆干 ········· 豆浆 ·········

100克=1个交换份    100克=2个交换份    200克=1/2个交换份

黄豆 ········· 绿豆 ········· 红豆 ·········

30克=1个交换份    30克=1个交换份    30克=1个交换份

# 蔬菜类食物

### 胡萝卜

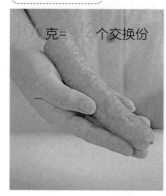

100克=1/2个交换份

### 白萝卜

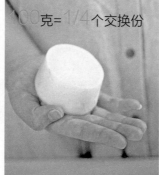

100克=1/4个交换份

### 番茄

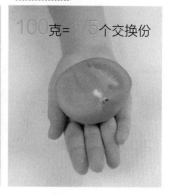

100克=1/5个交换份

### 黄瓜

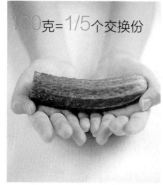

100克=1/5个交换份

### 油菜

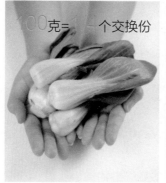

100克=一个交换份

### 白菜

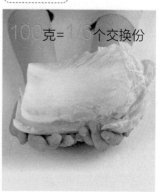

100克=1/6个交换份

### 西蓝花

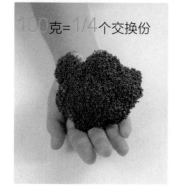

100克=1/4个交换份

### 南瓜

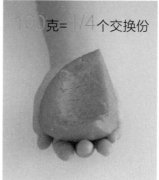

100克=1/4个交换份

### 香菇

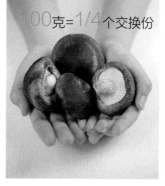

100克=1/4个交换份

# 水果类食物

### 猕猴桃
150克=1个交换份

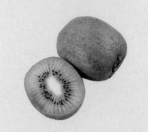

### 西瓜
300克=1个交换份

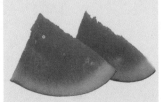

### 橘子
200克=1个交换份

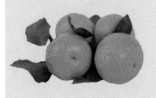

### 葡萄
200克=1个交换份

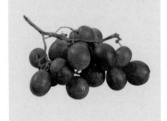

### 香蕉
100克=1个交换份

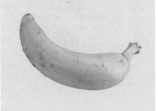

### 苹果
200克=1个交换份

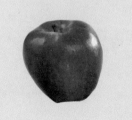

### 梨
200克=1个交换份

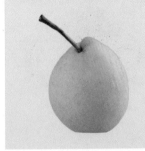

### 菠萝
200克=1个交换份

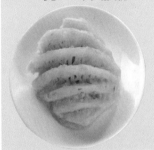

### 草莓
300克=1个交换份

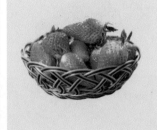

# 肉蛋奶类食物

## 瘦畜肉（猪牛羊）

50克=1个交换份

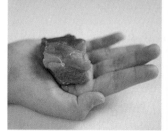

## 禽肉（鸡鸭鹅）

50克=1个交换份

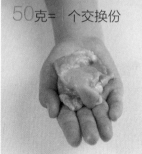

## 鱼肉

80克=1个交换份

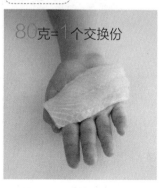

## 鸡蛋

60克=1个交换份

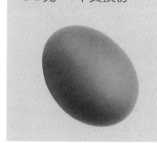

## 牛奶

160克=1个交换份

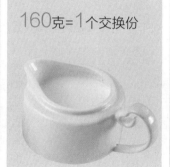

## 酸奶

130克=1个交换份

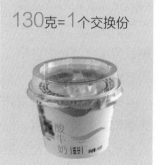

# 油脂类食物

## 花生油

10克=1个交换份

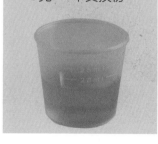

## 花生仁

15克=1个交换份

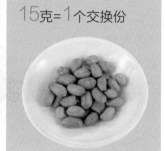

## 黑芝麻

15克=1个交换份

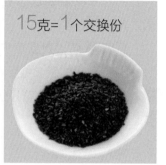

# 选择食物，
# 先懂一点"血糖生成指数"

食物血糖生成指数（GI，简称升糖指数）指含50克碳水化合物的食物与相当量的葡萄糖在一定时间内（一般为2小时）体内血糖反应水平百分比值。

食物中的碳水化合物进入人体后，经过消化分解成单糖，而后进入血液循环，进而影响血糖水平。由于食物进入胃肠道后消化速度和吸收程度不同，葡萄糖进入血液的速度及数量也各异，所以，即使含等量碳水化合物的食物，对人体血糖水平影响也不同。

升糖指数能衡量食物中碳水化合物对血糖浓度的影响程度，是衡量食物引起餐后血糖反应的一项有效指标，可以作为糖尿病患者选择食物的依据。

不同的食物有不同的升糖指数。通常把葡萄糖的血糖生成指数定为100，而升糖指数是一个相对而言的数值，反映了某种食物与葡萄糖相比，升高血糖的速度和能力。

GI值越低，对餐后血糖影响越小；GI值越高，对餐后血糖影响越大。一般来讲，豆类、乳类、蔬菜是低GI食物，而馒头、米饭是高GI食物。

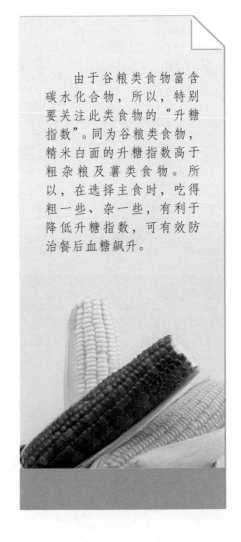

由于谷粮类食物富含碳水化合物，所以，特别要关注此类食物的"升糖指数"。同为谷粮类食物，精米白面的升糖指数高于粗杂粮及薯类食物。所以，在选择主食时，吃得粗一些、杂一些，有利于降低升糖指数，可有效防治餐后血糖飙升。

升糖指数对人体的影响

GI值 ----------------------------→ 55 ----------------→ 75 -----------------→

| 低GI食物 GI<55 | 中GI食物 55<GI<75 | 高GI食物 GI>75 |
|---|---|---|
| 食物在胃肠中停留时间长，吸收率低，转化为葡萄糖的速度慢，餐后血糖升高较缓慢，有平稳血糖的效果。 | 食物使人体血糖升高的速度属于中间状态。 | 食物进入胃肠后消化快，吸收率高，转化为葡萄糖的速度快，人体餐后血糖迅速升高，血糖波动大，食用过多的话，不利于血糖控制。 |

　　低GI食物由于避免了血糖的剧烈波动，既可以预防高血糖，又可以改善低血糖，所以能有效地控制血糖。此外，低GI食物非常容易产生饱腹感，同时引起较低的胰岛素水平，而胰岛素能够促进糖原、脂肪和蛋白质的合成，因此食用低GI食物一般能够帮助身体燃烧脂肪，减少脂肪的储存，达到平稳血糖、控制体重的目的。而高GI食物恰恰相反，易导致高血糖以及血糖波动过大，需要控制一次食用量。

　　利用GI指数，合理安排饮食，对于调节和控制血糖大有好处。一般来说，只要一半的食物从高GI替换成低GI，就能获得显著改善血糖的效果。

☞常见食物血糖生成指数表详见书后附录1。

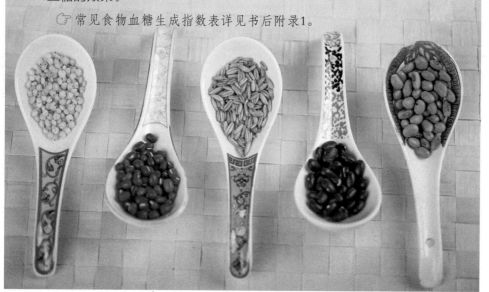

# 提倡少食多餐，也不排斥合理加餐

糖尿病患者一次进餐太多、过饱的话，容易使餐后血糖升得过高，引起血糖大幅波动，不利于血糖控制。所以，提倡糖尿病患者采用少食多餐的进食法。三餐不要吃得过饱，切勿暴饮暴食，每餐以七八分饱为宜。

正餐摄入不充足，会造成两餐之间有饥饿感，此时适当加餐，既减少了正餐的摄入量，使餐后血糖更平稳，同时又可以有效地预防低血糖的出现。特别是经常发生低血糖和注射胰岛素的患者，适当合理地加餐能使病情稳定，并能减少药物的用量。

## 什么时间加餐

 上午9时～10时

 下午3时～4时

 晚上9时～10时

如有特殊情况，如体力活动增加、高强度运动、远距离乘车、参加使人过度兴奋或过度悲伤的活动、加班等，最好能提前加餐，以预防低血糖的发生。

外出时随身携带点心、糖果，对于糖尿病患者来说，也是一种应急的加餐形式，是预防突发低血糖所必需的自我保护措施。

加餐的时间最好能够相对固定。如果是注射中效胰岛素的糖尿病患者，不需要一日三次加餐，最关键的一次加餐应在下午3～4时。

# 加餐吃什么，吃多少

<table>
<tr><td>上午、下午加餐</td><td>各0.5个<br>交换份</td></tr>
</table>

**100克水果**

水果100克，如1个苹果、2片西瓜等。

**250克蔬菜**

新鲜蔬菜250克，应选择低糖、富含水分的蔬菜，如1根黄瓜、1~2个番茄等。

☞ 水果、蔬菜比较寒凉，不适合作为晚间的加餐，白天吃最宜。

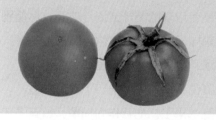

<table>
<tr><td>晚间加餐</td><td>1~2个<br>交换份</td></tr>
</table>

**25克主食**

主食25克，如1个小花卷或小馒头、1片面包、3块饼干等。

**1杯牛奶**

牛奶或酸奶是高蛋白食物，最宜在晚间加餐时食用，可延缓葡萄糖的吸收，对防治夜间低血糖有利。

☞ 牛奶配主食，最适合晚间加餐。

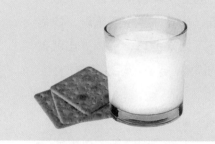

加餐的热量都要计入全天摄入的总热量中去，如果加餐为0.5个交换份的话，就要从上一餐中减少0.5个交换份的食物量。也就是说，加餐是从上一顿正餐中匀出来的，而不是另加的。

血糖极不稳定者要特别重视加餐，一般加餐应以富含碳水化合物的主食为主，相应减少正餐主食量。

☞ 加餐不可随意吃零食和小吃，尤其是花生、瓜子等休闲食品，往往一吃就停不下来，这类零食含油脂及热量都较高，任意食用会导致总热量超标，不利于血糖控制。实在想吃的话，一定要控制在手心一小把的量。

# 外出就餐，
# 吃得好不如吃得巧

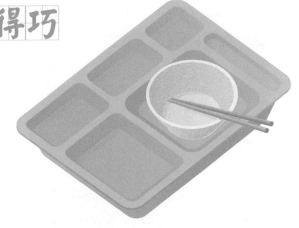

日常在家时，控制饮食还相对容易，而在外就餐或亲友欢聚酒宴时，面对一桌的美食，要想"管住嘴"就不太容易了。饮食控制要成为一种习惯，糖尿病患者不能认为降糖药加加量、打了胰岛素就万事大吉，可以放开吃了，但也不必因此就躲着美食走，不敢下箸，放弃许多生活乐趣。吃得好不如吃得巧，掌握外出就餐的原则，一样能乐享美食。

## 食堂或快餐店

食堂或快餐店一般以套餐、盒饭、份饭为主，往往是荤素搭配，有主食（饭、面或汉堡）、菜、汤和水果。但对于糖尿病患者来说，一份套餐的量往往过大，超出了每餐的热量标准。

你可以这样做

❶ 套餐要小份，面要小碗。自选份饭中少要一份菜，或在吃之前先分一些给他人。

❷ 如果是有浓郁的芡汁或汤汁的菜，尽量别用它来拌米饭，否则，你会摄入太多糖。

❸ 先喝汤，可以减少进食量。

❹ 吃快餐也不能太快，别忘了细嚼慢咽。

❺ 不要吃水果了，把它作为加餐，留在下午3点左右再吃。

❻ 吃中式快餐，面条或米粉点清汤的，不要点排骨汤等较油腻的汤底。不宜点油大的盖饭，如鱼香肉丝、地三鲜、烧茄子等。炒面、炒河粉热量极高，少吃为妙。

❼ 吃西式快餐，少吃巨无霸、派、奶昔和炸鸡腿、炸鸡块、炸薯条、大杯可乐等，否则热量极易超标。

## 自助餐

自助餐非常容易让人食量失控，要想食不过量是很难的。所以，对于糖尿病患者来说，应尽量少吃自助餐，以远离诱惑。不得不去的时候，不要想着如何吃回成本，要谨记下面的原则，并努力遵守。

你可以这样做

只取一次食物！这是有点考验意志，如果你做不到，请让与你同去的人监督。

## 酒宴

酒宴是暴饮暴食的代名词，但有时也确实躲不开，如应酬交际、亲朋欢聚、喜庆节日，酒宴都是主旋律，糖尿病患者一定要有巧办法来应对。

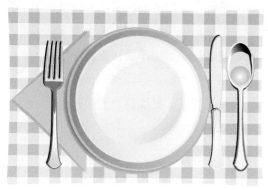

你可以这样做

❶ 点菜量适度，吃不完的打包带走。

❷ 点菜时注意荤素搭配，别忘了点绿叶菜，记得点主食，少点煎炸和高油脂的食物，最忌鸡鸭鱼肉一桌汇。

❸ 过咸、过辣、过油的菜品要少吃，先吃菜、后吃肉，可以减少热量摄入。

❹ 注意总量控制，每道菜浅尝辄止，靠咀嚼和聊天填充时间，低头闷吃最容易过量。

❺ 限量饮酒。一般葡萄酒不超过100毫升，啤酒不超过350毫升，不要喝白酒，尤其不要空腹饮酒。可选择茶饮或白水，不喝或少喝含糖饮料。

❻ 别忘吃药。外出就餐时常常会因聊天分心而忘记吃降糖药。

❼ 注意上菜的时间和顺序。由于菜品较多，上菜和就餐时间漫长。一旦等餐时间过长，或凉菜时间过久、而热菜和主食迟迟不上，未及时进食加上药物作用，就很容易发生低血糖。如果餐前已经用药，应主动要求先给自己上一份主食。

# 吃饭的时候，慢慢改变这些小习惯

## 狼吞虎咽

　　不少人吃饭风卷残云、狼吞虎咽，5分钟就完成"战斗"，这样就把更多的消化任务都留给了肠胃。而且，进食过快往往会造成进食过量，热量超标，餐后血糖飙升。所以，切记细嚼慢咽的原则，尽量吃得慢一点，每餐的就餐时间应达20～30分钟为宜。

## 囫囵吞枣

　　一是由于吃饭太快，二是由于老年人牙齿不全、咀嚼困难，都可能会发生食物未经咀嚼就吞咽的情况。长期如此，会增加肠胃的负担，人体消化和代谢能力都会受损。因此，吃饭时注意，每一口都要充分咀嚼再吞咽。

## 带情绪吃饭

　　吃饭是一件愉悦的事，避免带着不良情绪吃饭，生气、悲伤、苦闷、思虑等都会影响人的食欲和消化功能。切忌在饭桌上发牢骚或教训孩子，也不要讨论复杂或令人扫兴的问题，可以谈论一些简单愉快的话题，把烦恼暂时抛开。

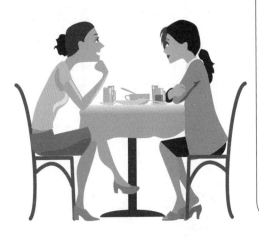

## 就餐无规律

不按时按点吃饭，或有一顿没一顿、饥一顿饱一顿，最影响血糖的平稳，还容易引起低血糖，是糖尿病患者的大忌。应养成定时、定量进餐的生活规律，无论在家还是外出，都尽量不要打乱。

## 果汁佐餐

果汁看上去很健康，但实际上含糖量非常高，尤其是市售的成品饮料，基本上就是糖水，无形中增加了很多糖的摄入，一定要改掉这个习惯。不妨喝些菜汤、茶水来佐食。

## 加糖蘸酱

江浙人不仅在烹饪中加糖多，在喝豆浆、粥时都要放。西南人无辣不欢，随时拿出一瓶辣酱佐餐。北方人吃烙饼、拌面、涮锅，都离不开又咸又甜的大酱。就餐时加料过多，会刺激口味让人吃得更多，热量超标，重口味还会伤津耗液，加重口渴症状，不利于糖尿病患者。

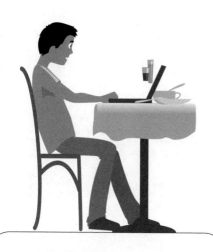

## 一心两用

不少人一边吃饭一边用电脑，或玩手机，也有人虽然坐在餐桌旁进食，但脑子里想的全是工作。这样心思完全不在食物上，吃完也不知道吃了什么和什么味道，非常影响消化功能。

## 餐后甜点

餐后甜点是西餐传统，往往正餐吃完后再来碗冰淇淋等甜食。正餐已获得了足够的热量，如果再吃高油、高脂的甜点，热量不超标才怪！

# 花样主食，怎么吃才能稳住血糖

在饮食结构中，主食是人体能量的主要来源，每天应摄入250～400克为宜。"谷类为主"的饮食习惯是平衡膳食的基本保证，糖尿病患者也不例外。

在选择主食的品种时，可适当添加一些粗杂粮，如荞麦、燕麦、小米、玉米、薏米、黑米、红豆、绿豆等。这些杂粮升糖指数低于大米、白面，又能补充膳食纤维和B族维生素，使餐后血糖更稳定，营养更均衡。

 尽量少吃或不吃主食

许多人认为，得了糖尿病就是要少吃主食，多吃菜，甚至有些患者走极端，只吃青菜，不吃主食。这是不对的！

 主食所提供的糖是人体的基本能量需要，糖尿病患者主食吃得过少，会出现血糖不稳定，甚至加重病情，容易出现酮症酸中毒及其他并发症，并诱发低血糖的发生。所以，即便是糖尿病患者，每日主食量也不能少于250克，才能保证血糖稳定。

 只吃粗粮不吃细粮

粗粮的好处广为人知，不少糖尿病患者为此放弃了精米白面，主食全部改为粗粮。这也不可取！

 粗粮与细粮相比，膳食纤维多、热量低、营养差、不容易消化，长期以粗粮为主食，容易造成营养不良、气血虚弱、饥饿、消瘦、免疫力下降，尤其对老年人来说，感染的机会更多，其危害远大于糖尿病，因此，主食一定要粗细搭配着吃。

# 主食搭配的技巧

要多吃粗细搭配的复合主食，一方面要增加粗粮的比例，另一方面，要适当增加一些加工精度低的米面。下面这些方法可以取得不错的效果。

❶ 煮白米饭或白米粥时，加入部分糙米、玉米、小米、燕麦、豆类、甘薯等一起煮。

❷ 用粗粮、薯类、杂豆代替米、面等作为主食，如整玉米、土豆、甘薯、豆粥等，也可作为加餐，每周3次为宜，不可过多。

❸ 将白面包改成全谷物面包，将普通面条改成荞麦面。

❹ 加餐吃点心时，选择全谷物饼干、豆类及豆制品等。

❺ 制作面食时，如馒头、花卷、窝头、面皮时，在面粉中掺入全麦粉、玉米粉、豆粉或荞麦粉，最高比例可达到 1：1。

❻ 在制作粗粮面食过程中，调入鸡蛋液，也可以改善口感，提高营养价值。

❼ 将粗杂粮打成汁饮用，最好能搭配牛奶，做成小米乳、黑豆乳、红豆乳、绿豆乳等粗粮饮料，口感更佳，也能满足人体对蛋白质和钙的需求。尤其是消化不好或牙齿不全的老年人，特别适合这种吃法。

❽ 可搭配荤菜吃粗粮，以平衡膳食。粗粮吃得过多会造成营养不良，所以，要注意平衡蛋白质和脂肪的摄入，搭配一些肉类，才能保证营养供应。

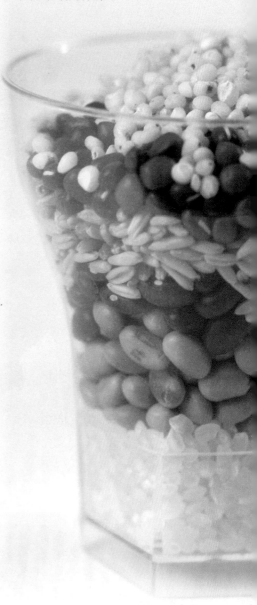

# 多吃膳食纤维，
# 让血糖升得缓一点

摄入足量的膳食纤维，能起到调节血糖水平、治疗糖尿病的作用。

**膳食纤维**

- 可提高胰岛素受体的敏感性，提高胰岛素的利用率
- 能包裹食物的糖分，使其被缓慢吸收，有平衡餐后血糖的作用
- 能促进肠胃蠕动，改善便秘
- 能促进胆固醇排泄，起到降脂作用

富含膳食纤维的食物除了主食中的粗粮之外，最重要的就是蔬菜、水果了。实验表明，蔬菜中的膳食纤维比谷物中的膳食纤维对人体更为有利，多食蔬菜可降低2型糖尿病的发病率。

## 每天1斤菜

从"膳食金字塔"可以看出，健康成年人每日应摄入蔬菜300~500克，糖尿病患者应适当多吃，以500~600克为佳。用一个简单好记的说法就是"每天1斤菜"。

 **每顿只吃菜，降糖又减肥**

糖尿病患者的饮食应该是高纤维膳食，但另一方面，膳食纤维过多又会影响蛋白质及矿物质等营养的吸收。所以，膳食纤维的摄入应适度，如果只吃菜、不吃饭或其他食物，很容易造成营养不良、身体虚弱、免疫力下降，反而对身体不利。糖尿病患者千万不要把饮食控制走向极端，平衡、适度才是最关键的原则。

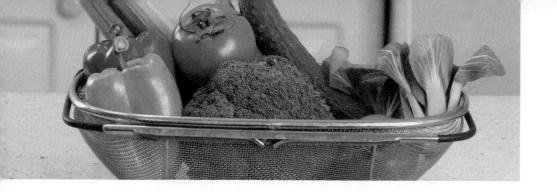

# 1斤菜怎么吃

蔬菜的品种很多，每天这1斤菜该吃什么？每种菜吃多少？怎样搭配才更好呢？

一般来说，花叶类蔬菜是基础，应占全天蔬菜总量的一半，剩下的一半由茄果类、根茎类和菌藻类蔬菜平分，是比较合理的吃法。

### 每天3~6种菜

蔬菜的选择和搭配应做到品种丰富，类别多样。每天可选择3～6种不同类别的蔬菜，使营养摄入更全面均衡。

### 五色搭配

中医认为，不同颜色的蔬菜有不同的保健作用，如青入肝，红入心，黄入脾，黑入肾，白入肺。所以，在搭配时除了绿色蔬菜必不可少外，其他颜色也要尽量出现，有利于五脏调和。

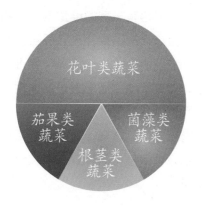

☞ 花叶类蔬菜：含蛋白质、脂肪、糖类很少，膳食纤维丰富。如菠菜、西兰花、白菜、油菜、芹菜、韭菜、卷心菜、马兰头、苋菜、空心菜等。

☞ 茄果类蔬菜：富含水分及维生素，润燥止渴，很适合糖尿病患者。如番茄、茄子、苦瓜、黄瓜、南瓜、西葫芦、冬瓜、青椒、丝瓜等。

☞ 根茎类蔬菜（不包括薯类）：含糖量稍高，食用时要控制总量。如芋头、莲藕、山药、胡萝卜、白萝卜等。（芋头、莲藕、山药等淀粉含量偏高，应扣减部分主食量，土豆、甘薯等薯类则计入主食，不计入蔬菜类）

☞ 菌藻类蔬菜：含膳食纤维及蛋白质、矿物质等，保健作用较强。如海带、紫菜、木耳、银耳、香菇等。

# 这样吃水果，
# 你完全不用太担心

水果含有丰富的维生素、矿物质和膳食纤维，是饮食的重要补充。而且很多水果水分充足，滋阴清热、生津润燥、促进消化的效果突出，对缓解糖尿病患者口渴、烦热等症状非常有利。但由于部分水果含糖量较高，糖尿病患者有所畏惧，其实，只要有选择性地食用，并控制好食用量，糖尿病患者完全可以放心地吃水果。

糖尿病患者在血糖降至正常水平并平稳一段时间后，可适量进食部分水果。

水果不要和正餐合吃，而应作为加餐，可在上午10点或下午3点左右食用，但不宜在晚上作加餐吃。

应偏重选择含糖量相对较低和升高血糖速度较慢的水果，如果是含糖量高的水果，需相应减少食用量。

每日食用水果的量一般在200克左右比较合适，不宜超过1个食物交换份，同时应减少主食的量。

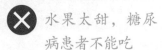 水果太甜，糖尿病患者不能吃

甜味的食物不一定含糖量高，如西瓜很甜，但其水分含量大，而含糖量和升糖指数并不高，属于低糖水果，远远比不上一片咸味的面包。所以，不要以甜度来衡量水果，而要看它的含糖量。即便是含糖量高的水果，在控制好食用量的前提下，也无需禁食，不存在不能吃的水果。

# 按含糖量选择水果

糖尿病患者吃水果时，最简单的方法就是根据水果的含糖量来调节食用量：低糖水果可以多吃一些，中糖水果少吃一些，高糖水果点到为止。

## 低糖水果

每100克水果中含糖量少于10克的水果，品种及含糖量详见右表。

每天可食用200~300克。

## 中糖水果

每100克水果中含糖量为11~20克的水果。如香蕉、石榴、橘子、苹果、猕猴桃、荔枝、芒果、柿子等。

每天可食用100~200克。

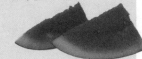

## 高糖水果

每100克水果中含糖量高于20克的水果，包括鲜枣、山楂。

每天可食用50~100克。

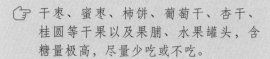

☞ 干枣、蜜枣、柿饼、葡萄干、杏干、桂圆等干果以及果脯、水果罐头，含糖量极高，尽量少吃或不吃。

低糖类水果含糖量表

单位：克/100克可食部

| 品种 | 含糖量 |
| --- | --- |
| 甜瓜 | 3.5 |
| 西瓜 | 4.2 |
| 椰汁 | 4.7 |
| 杏 | 4.8 |
| 青梅 | 5.2 |
| 白兰瓜 | 5.2 |
| 木瓜 | 5.3 |
| 杨桃 | 5.3 |
| 草莓 | 5.7 |
| 白香瓜 | 6.2 |
| 杨梅 | 6.3 |
| 枇杷 | 6.6 |
| 樱桃 | 7.9 |
| 柠檬 | 7.9 |
| 番石榴 | 7.9 |
| 葡萄 | 8.2 |
| 李子 | 8.8 |
| 梨 | 9 |
| 菠萝 | 9.3 |
| 哈密瓜 | 9.5 |
| 柚子 | 9.6 |
| 甜橙 | 9.8 |

# 科学吃肉，不必天天"全素斋"

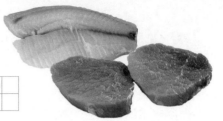

得了糖尿病就应该当自己是小白兔吗？"兔子吃啥我吃啥"并不是治病的良方！古人说"五畜为益"，可见，适当的肉食对健康非常有益。动物性食物是优质蛋白、脂类、脂溶性维生素、B族维生素和矿物质的良好来源，是平衡膳食的重要组成部分。关键就在于"适当"，科学地吃肉，既可以控制脂肪摄入，又可以防止糖尿病患者出现营养不良、身体虚弱的状况。

肉类选择顺序 ——————

☞ 羊肉比较燥热，糖尿病患者尽量少吃。

## 不宜长期全素食

肉类是优质蛋白质的主要来源。糖尿病会造成人体代谢紊乱，体内蛋白质分解过快，丢失过多，易出现负氮平衡。所以，糖尿病患者的蛋白质供应要充足，尤其是高龄老人，不提倡长期全素饮食。

## 减少脂肪摄入

脂肪所产生的热量是糖类的2倍多。高脂饮食会妨碍糖的利用，其代谢本身就可产生酮体，容易诱发和加重酸中毒，脂肪过多还与动脉硬化密切相关，因此，糖尿病兼肥胖者应严格控制脂肪（尤其是饱和脂肪酸）的摄入量。

## 多吃瘦肉，少吃肥肉

瘦肉脂肪及热量相对较低，蛋白质比例高，因此提倡吃瘦肉。糖尿病患者可参考右页图表，挑选热量较低的部位食用。

## 多吃白肉，少吃红肉

畜肉被称为"红肉"，脂肪含量大，饱和脂肪酸比例高，应少吃。鱼、禽类被称为"白肉"，脂肪含量低，不饱和脂肪酸比例高，宜多吃。多吃鱼还有降脂、减肥、保护心血管、健脑等好处。

## 少吃内脏

动物内脏的胆固醇含量很高，糖尿病患者少食为佳。

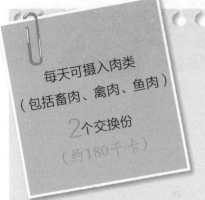

每天可摄入肉类
（包括畜肉、禽肉、鱼肉）

**2**个交换份

（约180千卡）

在畜禽肉中，热量最低的鸡胸肉，其热量只有猪五花肉的1/4。而同样是鸡肉，翅膀肉则含有很高的热量，甚至比猪大腿肉还高。

牛肉和猪肉的热量，以含有丰富脂肪的五花肉为最高，热量略低的是肩膀和背部的里脊肉以及牛的后腰脊肉。

脂肪较少的肉是鸡胸肉、猪和牛的大腿肉与腰内肉。

**不同部位的热量差异**（100克肉的热量值）

鸡肉

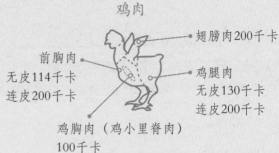

翅膀肉200千卡

前胸肉
无皮114千卡
连皮200千卡

鸡腿肉
无皮130千卡
连皮200千卡

鸡胸肉（鸡小里脊肉）
100千卡

牛肉

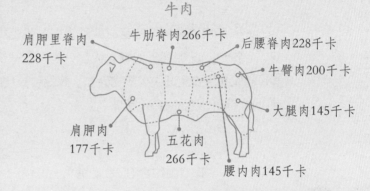

肩胛里脊肉
228千卡

牛肋脊肉266千卡

后腰脊肉228千卡

牛臀肉200千卡

大腿肉145千卡

肩胛肉
177千卡

五花肉
266千卡

腰内肉145千卡

猪肉

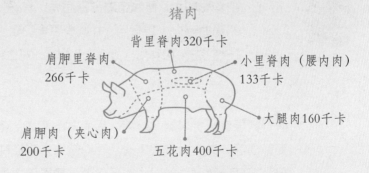

背里脊肉320千卡

肩胛里脊肉
266千卡

小里脊肉（腰内肉）
133千卡

肩胛肉（夹心肉）
200千卡

五花肉400千卡

大腿肉160千卡

# 什么糖要限制，
# 什么糖可以适当吃

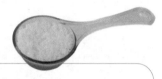

　　"糖"对于糖尿病患者来说避之不及，其实，怎么吃糖也要根据病情来定。血糖控制还不错的人，可以有控制地吃糖，只需相应减少主食量即可。而对于血糖控制不佳及高糖患者来说，吃糖要严格限制，并应改变"嗜甜"口味，在选择调味品时不可任性。

## 这些糖要控制

蔗糖　　人们日常饮食的调味品以蔗糖为主，包括绵白糖、白砂糖、红糖、冰糖等。蔗糖属于双糖，人体分解吸收很快，容易引起血糖升高，糖尿病患者烹饪中少放糖为佳。偏爱甜味及血糖控制不佳者，烹调中最好用代糖品来替代蔗糖。

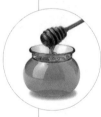

蜂蜜　　蜂蜜中约含85%的糖类，其中约45%为葡萄糖，5%为蔗糖，35%为果糖。除果糖外，葡萄糖和蔗糖吸收快，对血糖影响大。但蜂蜜对滋阴润燥也有好处，所以，在血糖较平稳时可以少量食用，并减少主食的量。选择蜂蜜时，最好吃槐花蜜，因其所含果糖比例较高，对血糖的影响会小一些。

糖果　　糖果包括水果糖、奶糖、巧克力糖等，含有蔗糖、麦芽糖等，进食后分解迅速，升糖较快，应控制食用。但为了预防随时可能发生的低血糖，糖果不失为一种应急的必备食物。

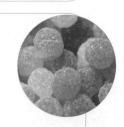

# 怎样选择代糖调味品

甜味是美好口感的来源，少了糖，很多食物寡然无味。如何既能满足口味需要，又能兼顾疾病对吃糖的限制呢？代糖品很好地解决了这一问题，以低热量或无热量的甜味剂来代替糖，是糖尿病患者的最佳选择。

### 木糖醇

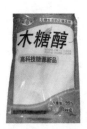

甜度是蔗糖的一半，升糖指数仅为葡萄糖的15%，在体内代谢过程中不需要胰岛素的参与。

### 果糖

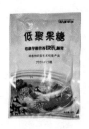

甜度是蔗糖的1.5倍，升糖指数为葡萄糖的30%，是一种营养性甜味剂。

☞ 这两种糖也可以提供热量，因此不可放开吃，进食过多，还是会影响血糖的。
☞ 这两种糖食用过多均易发生腹泻，需控制好用量。

### 甜叶菊类

甜度比蔗糖高300倍，不提供热量，不含营养素，不会引起血糖的波动，是理想的甜味剂。

### 氨基酸糖或蛋白糖类

甜度是蔗糖的200倍，同等甜度下，产生热量几乎可以忽略不计，但不适用于150℃以上的烹调方法。

### 元贞糖

元贞糖是由蛋白糖、甜菊糖、罗汉果糖及甘草甜素等制成的蔗糖代用品，是三高者的专用甜味剂。可作为牛奶、豆浆、咖啡等饮品的无热量白糖代用品，甜度高，无毒副作用，可放心食用。

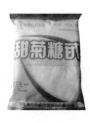
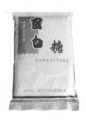
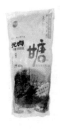

# 你未必知道，
# 这些烹调方法很糟糕

　　合理的烹调方法可以减少营养成分的损失，并能尽量保留住食物原有的维生素、矿物质和膳食纤维，使蛋白质更容易吸收，减少脂肪的摄入。从原则上讲，烹饪方法越简单、调味料用得越少，越能保证口味清淡、营养完整。清蒸、快炒、凉拌、烫涮、煮炖，这些烹饪方法比较适合糖尿病患者。下面的烹饪方法很糟糕，如果你常这样吃，真要改改了。

### 烂粥

　　粥对健康人很好，但糖尿病患者不宜喝熬得过烂的粥，因为烂粥使淀粉充分糊化，升糖指数更高，不利于稳定餐后血糖。

### 烧烤

　　烤羊肉串、烤肉等烹饪法都会加重食物的燥热，健康人吃多了都会感到口渴，糖尿病患者本来就口渴多饮，更为不利。

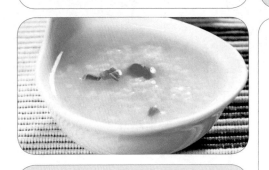

### 煎炸

　　煎炸用油很多，且增加了食物的燥热，多吃会令人伤津口渴。如果是馒头、土豆等食物，煎炸时会吸入大量油脂。煎炸肉类时常会裹一层面糊，更是雪上加霜，使油脂、淀粉、热量均超标。

### 勾芡

　　勾芡使菜更亮、汤更浓，但勾芡用的是淀粉，无形中又增加了糖类的摄入，浓芡更为不宜。

### 红烧

红烧的菜色重、汁浓、味香，含有大量的油、盐、糖，为了保证颜色好看，还有"炒糖色"的步骤，即把糖炒成棕红色，对需要饮食控糖者非常不利。

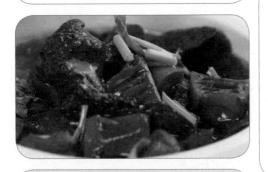

### 熬白汤

奶白色的鸡汤、鱼汤浓香诱人，它是先将鸡肉或鱼肉油炸，然后再加水充分熬煮，使动物的脂肪充分在汤中乳化而成。脂肪越多，汤色越浓白。此法做出的汤高油高脂，糖尿病患者不宜。

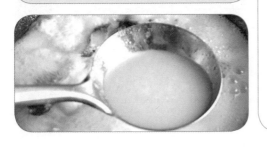

### 沙拉酱拌蔬果

西餐中常用沙拉酱拌蔬菜、水果沙拉，而沙拉酱、蛋黄酱等均含有大量黄油、胆固醇，热量太高。

### 腌渍

腌渍一般用糖或盐，可以保证食物长时间保存，如泡菜、腌鱼、腌肉等，这种做法的缺点是高糖、高盐，高血糖、高血压患者均不宜多吃。

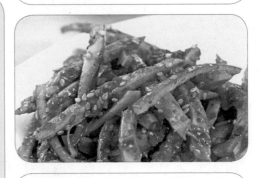

### 放太多辣椒

辣椒、胡椒、花椒、芥末等辛辣刺激的调料放太多，容易使身体燥热，加重糖尿病患者口干、口渴的症状。

# 没必要太清淡，但得控制好油和盐

## 怎样控油

日常食用的烹调油包括植物油和动物油。植物油包括：大豆油、菜籽油、花生油、玉米油、芝麻油、橄榄油、棉籽油、调和油等。动物油包括：猪油、黄油（牛油）、奶油等。植物油中，不饱和脂肪酸含量高，饱和脂肪酸含量低，对降低血脂、保护心血管更为有利，因此，建议烹调以植物油为主。

不论哪种油，都要控制好总量，做到每日烹调用油不超过25克。

## 怎样控盐

食盐不仅能刺激食欲、增加饮食量，而且具有增强淀粉酶活性、促进淀粉消化和吸收的作用，可引起血糖浓度升高而加重病情。长期摄入过多的盐，还会诱发高血压、动脉硬化、冠心病、高脂血症和肾功能不全，加速糖尿病并发症的发展。因此，糖尿病患者必须采取低盐饮食，摄取量应控制在每日6克以下（包括含盐调味品）。

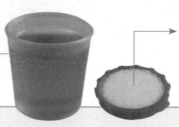

每日烹调用油
25克油≈30毫升

每日用盐量6克
（装满1个去掉垫圈的
啤酒瓶盖）

 荤油不能吃，植物油多吃没事

尽管植物油中含有较多不饱和脂肪酸，与动物油相比更健康，但无论动物油、植物油，脂肪和热量都是极高的，如果不控制，就容易超过每日所规定的总热量。因此，植物油也不能无限制地用。

# 不限制饮水，但饮品要有选择地喝

糖尿病患者常有口干渴、喝水多、排尿多的表现，为了减少排尿，不少人认为应该控制喝水。其实，糖尿病患者要认识到正确"补水"的重要性。

口渴是体内缺水、阴虚内热的表现，是人体的一种保护性反应。糖尿病患者限制饮水的话，会加重燥热，甚至引起酮症酸中毒或高渗性昏迷，是非常危险的。因此，除了糖尿病合并严重的肾功能障碍、出现少尿情况者，一般糖尿病患者不要刻意限制饮水。

喝水以温白开水或矿泉水为佳，温度一般在20℃～30℃。喝水时间没有严格规定，但应注意，不要等口渴了才去喝水，当人感到"渴"的时候，实际上身体已经严重缺水了。一般情况下，糖尿病患者每天饮水次数最好达到6次以上，饮水总量以2000～2500毫升为宜。

☞ 晚上睡前半小时以内最好不要大量饮水，否则会造成夜间多尿，影响睡眠。此外糖尿病合并心、肾功能障碍者，夜间更应控制饮水量，以免加重水肿。可以在睡前1小时左右饮用温开水或1杯低脂牛奶，睡前尽量排尿，以保障夜间的睡眠质量。

饮品可以代替白开水，作为补水手段。但在选择饮品时请参考下面的热量值，如果汁、汽水、牛奶等热量值较高，要计入每日总热量，相应减少其他食物量。

冰镇、含气饮料最伤害脾胃，最好不要选用。果汁等高糖饮料无异于"糖水"，不宜选择。多喝些清热提神的茶饮是不错的选择。

 1杯果汁＝120千卡
（因水果品种不同有差异）

 1杯豆浆＝31千卡

 1罐可乐＝145千卡

 1杯茶＝0千卡

 1杯清咖啡＝0千卡
1杯三合一咖啡＝45千卡

 1杯普通牛奶＝132千卡
1杯脱脂牛奶＝71千卡

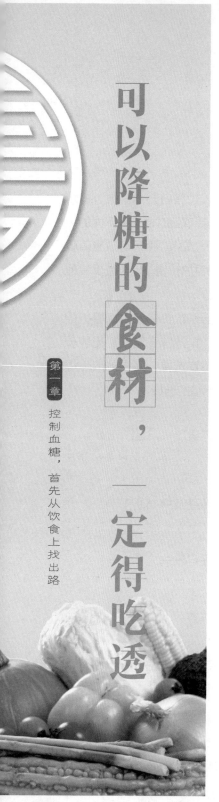

所谓"降糖食材"，大多数并不是说吃了会使体内血糖直接下降，而是由于热量及糖分较低、膳食纤维较高，能延缓血糖吸收，使餐后血糖不会升太高，起到控制和平稳血糖的作用。或为本身具有清热润燥、生津止渴的功效，对缓解糖尿病症状有益的食材。

### 低糖、低热量食物

主要为绿叶及瓜茄类蔬菜，如空心菜、黄瓜等，富含纤维素，多吃一些，血糖也不会超标。

### 清热润燥的食物

能清热滋阴、生津润燥，对改善糖尿病患者的阴虚内热体质有很大好处，并能缓解口干、口渴、烦热的症状，如冬瓜、西瓜、木耳等。

### 苦味的食物

与甜对应的是苦，苦涩的食物对缓解"甜蜜的疾病"效果较好，如苦瓜、苦菊等，吃点苦，少吃甜，能起到一定的平衡作用。

### 健脾、助消化的食物

中医有"脾虚致消"的说法，认为脾虚是引发糖尿病的重要因素。吃些健脾食物，如山药、猪肚、莲子、山楂等，对脾胃虚弱型的糖尿病患者有益。

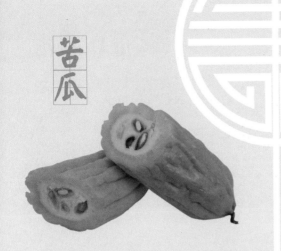

苦瓜

# 香菇酿苦瓜

**材料**

苦瓜100克，瘦猪肉馅50克，鲜香菇10克，枸杞子3克。

**调味料**

生抽、香油各3克，葱花、盐、鸡精各适量。

**做法**

1 将苦瓜洗净，切长段，掏去瓤；香菇洗净，切丁；枸杞子泡水备用。

2 把肉馅加葱花、盐、鸡精拌匀后填入苦瓜中，码放盘中，上蒸锅，大火蒸10分钟，取出。

3 锅中放香菇丁、枸杞子和适量水烧开，加生抽、香油，浇在苦瓜上即可。

☞ 苦瓜、香菇都是降糖食材，搭配食用效果好。

## 功效

苦瓜也叫凉瓜，被誉为"植物胰岛素"，其所含的苦瓜苷、齐墩果酸及苦瓜素等多肽类降糖活性物质有刺激胰岛素分泌、修复胰岛细胞、增加胰岛素敏感性的作用，降糖效果明显。尤其适合肥胖型糖尿病患者。

苦瓜还有良好的降脂作用，有助于控制体重，预防心血管并发症。

苦瓜清热解毒、健胃消渴，可以有效缓解糖尿病患者口渴、便秘等症状。

## 宜忌

苦瓜味苦性寒凉，每餐以80克为宜，不要一次吃得过多，尤其是脾胃虚寒者不宜多食。

苦瓜所含的奎宁会刺激子宫收缩，孕妇在孕早期慎食。

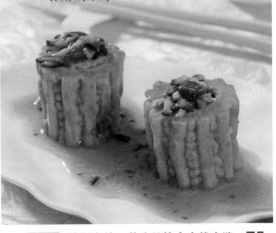

# 冬瓜

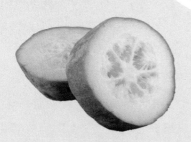

## 功效

冬瓜是低糖、高钾、低钠食物，且富含水分，热量值极低。冬瓜所含的生物碱对人体新陈代谢有独特作用，可有效抑制糖类转化为脂肪，从而达到减肥目的，对2型糖尿病兼肥胖者更为有益，并对糖尿病并发高血压、高脂血症以及肾脏病等有较好的辅助治疗作用。

冬瓜有止消渴、利小便、消水肿、清心火的功效，可改善糖尿病患者烦闷、干渴等症状。

## 宜忌

适宜肥胖型糖尿病患者和糖尿病并发肾病、高血压、冠心病等患者。

因冬瓜性寒，故久病不愈者与脾胃虚寒、易腹泻者慎食。服用滋补类药物时也不要食用。

# 冬瓜豆腐汤

## 材料

冬瓜、豆腐各100克，紫菜5克，葱花少许。

## 调味料

香油10克，盐、鸡精各适量。

## 做法

1 将冬瓜去皮、瓤，洗净，用挖球器挖取冬瓜球；豆腐切大厚片。

2 锅中倒入少许油烧热，下葱花炝锅，倒入适量水煮沸，放入冬瓜球和豆腐，小火焖煮10分钟，放入紫菜，加盐、鸡精调味，搅匀后盛入汤碗，淋香油即成。

☞ 此汤清热、除湿、利水，又能补充充足的蛋白质，适合脾湿内热的糖尿病患者。

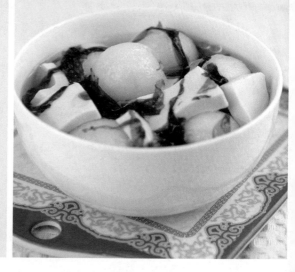

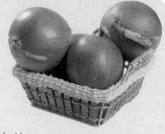

洋葱

# 洋葱炒牛肉丝

**材料**

牛里脊肉100克，紫皮洋葱200克，红椒少许。

**调味料**

料酒、酱油各10克，盐、鸡精、植物油各少许。

**做法**

1. 将紫皮洋葱去外皮，洗净，切丝；红椒切菱形片；牛里脊肉切丝后用料酒、酱油抓匀。

2. 锅中倒植物油烧热，放洋葱丝炒香，倒入牛肉快速翻炒，放入红椒，加盐、鸡精炒匀后出锅。

☞ 糖尿病患者吃肉的话，和洋葱搭配是很好的选择，可降低食肉过多对血管的伤害，缓解代谢不良的状况。

**功效**

洋葱能有效刺激胰岛素的合成及释放，帮助细胞更好地利用葡萄糖，同时降低血糖。

洋葱能扩张血管，降低胆固醇，起到降血压、降血脂、预防血栓、保护心血管、防治并发症的作用。

洋葱中的硫化物成分有很强的杀菌功效，并能促进人体新陈代谢，提高免疫力，改善糖尿病患者易疲劳乏力、易感染等状况。

**宜忌**

紫皮洋葱的保健价值更高。

糖尿病兼有动脉硬化者最宜。消化不良、体虚乏力、便秘者也可适当多食。

洋葱有发汗效果，表虚多汗者不宜食用。有眼病、皮肤瘙痒性疾病、消化系统溃疡、肠胃易胀气者慎食。

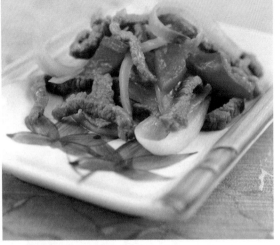

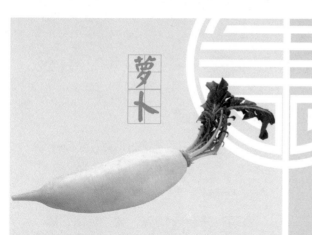

萝卜

# 生萝卜汁

**材料**

生白萝卜100克。

**做法**

生白萝卜去皮，洗净，切碎丁，放入果蔬加工机，搅打成汁，倒入杯中即可饮用。

**功效**

萝卜含有香豆酸等活性成分，具有降血糖作用。而且热量很低，膳食纤维较高，食后易产生饱腹感，且能促进消化，化解油腻食积，有助于降低餐后血糖和控制体重。

萝卜有助于清除胆固醇，降压，降脂，软化血管，可预防冠心病、动脉硬化等糖尿病并发症。

萝卜可消积滞、化痰清热、下气宽中、解毒，有助于排气、通便。

☞ 文献记载，萝卜"生捣汁服主消渴"，可见它自古就是治疗消渴的保健良药。

**宜忌**

最宜三高、肥胖、便秘、饮食油腻者常食。

萝卜性寒凉，脾胃虚寒易泻者不宜生食。

萝卜能解药性，当服用补益类药物时不宜食用。

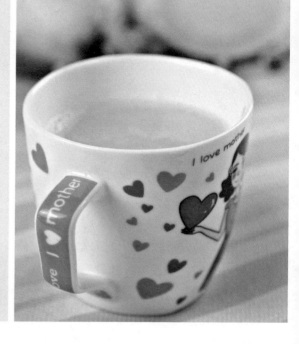

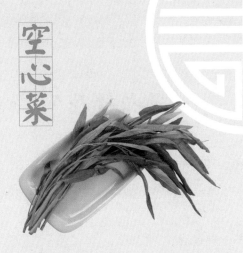

# 空心菜

## 蒜蓉空心菜

**材料**

空心菜100克。

**调味料**

盐、鸡精各2克，大蒜2瓣。

**做法**

1 将空心菜择洗干净，切段；大蒜剁成蓉。

2 锅中倒油烧热，放空心菜翻炒至熟，加盐、鸡精、蒜蓉，炒出蒜香味出锅。

☞ 此菜清热、降脂、减肥、杀菌，有助于糖尿病患者净肠胃、降血糖、防感染。

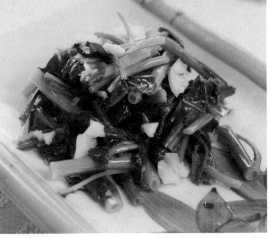

## 功效

空心菜是低热量、高纤维的降糖、减肥蔬菜。其含有胰岛素样成分，有利于调节人体代谢，有助于控制血糖。

空心菜中含有大量的膳食纤维，可以促进胃肠蠕动，有利于食物的消化，对于容易便秘的糖尿病患者来说，可以有效清肠通便。

空心菜有助于降低体内胆固醇和甘油三酯水平，具有降脂减肥、保护心血管的作用，对于控制并发症十分有益。

## 宜忌

最宜肥胖、便秘的糖尿病患者。

空心菜性寒滑利，体质虚弱、脾胃虚寒、腹泻者不宜多食。

空心菜最好旺火快炒，且不要泡水太久，以免营养物质流失。

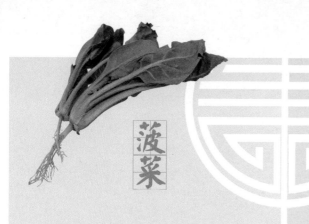

菠菜

# 菠菜拌花生

## 功效

菠菜叶中含有一种类似于胰岛素的物质，尤其对2型糖尿病患者能起到保持血糖稳定的作用。

丰富的维生素和矿物质有利于保护皮肤健康、维护正常视力，预防和改善糖尿病并发视力障碍及皮肤病变。

菠菜能够降低胆固醇，预防动脉硬化，改善糖尿病患者的血管病变。

大量的膳食纤维不仅有助于降糖，还能促进胃肠排空，预防便秘的发生。

## 宜忌

最宜2型糖尿病患者及发生视力障碍和皮肤、心血管病变者日常食用。

菠菜含草酸较多，会影响钙的吸收，在烹调前一定要用开水将菠菜烫软，去除大部分草酸后才可放心食用。

虚寒腹泻者慎食。

## 材料

菠菜200克，花生仁50克，熟芝麻少许。

## 调味料

米醋、生抽各10克，香油5克。

## 做法

1 将花生仁炸熟，装盘后倒入米醋淹浸15分钟。

2 将菠菜择洗干净，焯熟后也装盘，倒入生抽、香油拌匀，撒上芝麻即可。

☞ 此菜可补益气血、润肠通便，适合阴虚所致消渴、便秘者多食。

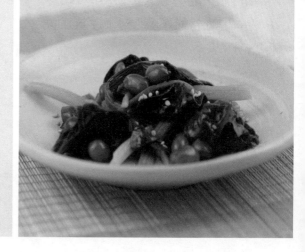

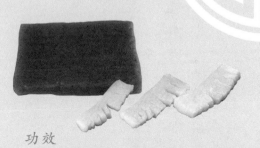

## 功效

魔芋多糖能延缓葡萄糖的吸收，有效降低空腹血糖及餐后血糖，又不会像某些降糖药物那样使血糖骤然下降而出现低血糖现象。

魔芋所含的黏蛋白能清除体内胆固醇，可预防动脉硬化等心血管疾病。

魔芋热量极低，丰富的膳食纤维可增加饱腹感，促进胃肠蠕动，减少脂肪的吸收，有效缓解便秘，是理想的减肥食品。

## 宜忌

最宜糖耐量异常以及兼有肥胖、高脂血症、便秘的糖尿病患者食用。

魔芋一般被加工成面条、豆腐等形式，在超市有售，可供选择。

过于瘦弱、营养不良及腹泻者不宜食用。

# 凉拌魔芋

## 材料

魔芋150克，香芹100克。

## 调味料

生抽、米醋各15克，鸡精、香油各适量。

## 做法

1 将魔芋切成小条；香芹择洗干净，切成段，分别焯水后投入凉水中冷却。

2 将冷却的魔芋和香芹沥水，装盘，加入各调味料拌匀即成。

☞ 这是一道有助于降压、降糖、降脂的理想菜品。

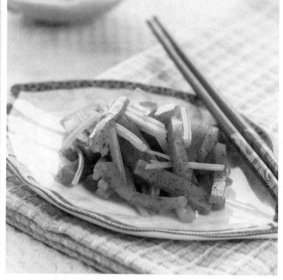

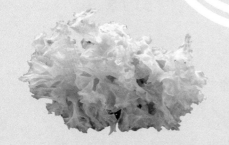

# 银耳

## 银耳烧豆腐

**材料**

水发银耳30克，豆腐150克，猪里脊70克。

**调味料**

酱油、水淀粉各10毫升，葱花少许，盐、鸡精各适量。

**做法**

1 将银耳洗净，择成小朵；豆腐切小块；猪里脊剁馅。

2 锅中倒入油烧热，放肉馅炒变色，倒入酱油炒香，加少量水煮沸；放银耳、豆腐，加盖小火烧10分钟，放入盐、鸡精，勾芡后盛入盘中，撒上葱花即可。

☞ 滋阴清热，降脂减肥，营养还十分充足，适宜阴虚内热者食用。

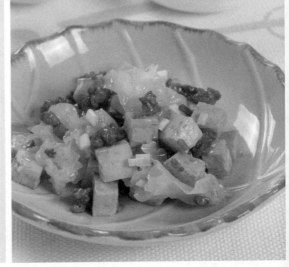

## 功效

银耳多糖对胰岛素降糖活性有明显影响，且膳食纤维含量很高，能延缓人体对碳水化合物的吸收。

银耳有降血脂的作用，可防治糖尿病并发高脂血症。

银耳有滋阴润燥、补益肺肾的功效，能提高人体免疫力，尤其对于阴虚火旺、燥热烦渴、大便干燥，又不受参茸等温热滋补的糖尿病患者来说，更是不可多得的滋补品。

## 宜忌

最宜肺阴虚、虚热口渴、燥热咳嗽、免疫力低下兼有高脂血症的糖尿病患者。

风寒咳嗽者及湿热酿痰致咳者禁用。

# 蘑菇

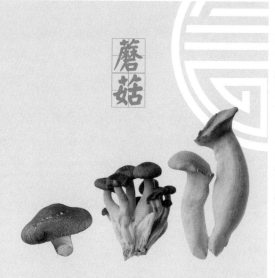

## 功效

蘑菇的种类很多，在功效上有共同点。蘑菇富含铬，是维持正常葡萄糖耐量不可缺少的微量元素，也是与胰岛素配合的因子之一，可促进机体糖代谢的正常进行。

菇类普遍含糖量较低，膳食纤维较高，可以减缓人体对糖类的吸收，有益于保持血糖平稳。

各种蘑菇都有降低人体胆固醇、调节血脂的作用，对于防治高血压、心脏病等慢性疾病有良好的效果。

## 宜忌

最宜糖尿病并发心血管疾病、骨质疏松、肥胖、免疫力低下者食用。

香菇的嘌呤含量很高，痛风患者不宜多吃。

# 群菇烩

**材料**

冬菇、平菇、猴头菇、红椒各50克，葱花少许。

**调味料**

酱油、香油各10克，水淀粉、胡椒粉、盐各适量。

**做法**

1 将各种菇分别切块，焯水；红椒切片。

2 锅中倒入油烧热，下葱花煸香，放入各种菇，加酱油和水，焖烧5分钟，放盐、胡椒粉调味，放入红椒片，勾芡，淋香油出锅。

☞ 日常食用的品种有草菇、香菇、平菇、口蘑、金针菇、猴头菇等，均为高蛋白、低脂肪的营养食品，都适合糖尿病患者食用。

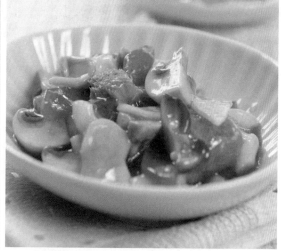

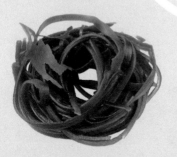

海带

## 凉拌海带丝

### 功效

海带也叫昆布，热量低，纤维素含量高，矿物质丰富，可改善人体酸碱平衡，调节代谢机能，全面保护内分泌系统。其对胰岛细胞也有保护作用，可调节胰岛素分泌，降低血糖。

海带能降脂降压，清肠解毒，降低心脑血管疾病的发生率。

海带有软坚化痰、利水泄热的功效，并有抗肿瘤、抗辐射等作用。

### 宜忌

最宜糖尿病兼有肥胖、高脂血症、高血压、动脉硬化者食用。

海带性寒，脾胃虚寒、痰多腹泻者不宜多吃。甲状腺功能亢进者勿食。

有流产倾向的孕妇不要食用。

### 材料

鲜海带丝100克，水发木耳50克，熟芝麻5克。

### 调味料

生抽、米醋各10克，香油、盐、胡椒粉各适量。

### 做法

1 将鲜海带丝用清水浸泡1小时，洗净，焯水；水发木耳择洗干净，也焯水。

2 将焯好的海带丝、木耳放入盘中，加入所有调味料拌匀，撒上熟芝麻即可。

☞ 除湿热，通二便，降糖降脂，减肥轻身。

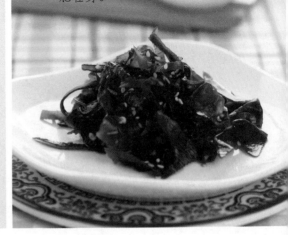

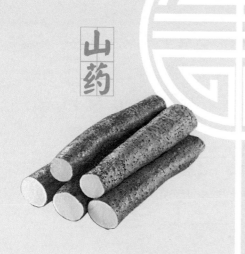

山药

## 葱油山药丝

**材料**

山药150克，葱花、红椒丝各少许。

**调味料**

白醋、白糖各10克，盐、鸡精各适量。

**做法**

1 山药去皮，切丝，焯水后装盘，加入调味料拌匀。

2 炒锅上火，倒入油烧热，下葱花爆香，浇在山药丝上，再撒上少许红椒丝即可。

☞ 此菜健脾益气，益肾固精，特别适合中老年糖尿病患者食用。

### 功效

山药也叫薯蓣、淮山。其所含的黏蛋白对空腹血糖和餐后血糖都有很好的控制效果。

可预防血管系统的脂肪沉积，保持血管弹性，减少皮下脂肪堆积，预防动脉硬化，避免出现肥胖症。

山药有健脾补肺、固肾益精的功效，可改善脾肺肾虚弱引起的烦热口渴、肺虚咳喘、疲乏无力、脾虚久泻、遗精、带下、尿频等症状。

### 宜忌

最宜脾肺肾虚弱的老年糖尿病患者。

湿盛中满或有积滞者忌用。

鲜山药含糖量较高，不宜一餐吃太多，应注意计算其热量，并扣减相应的主食量。

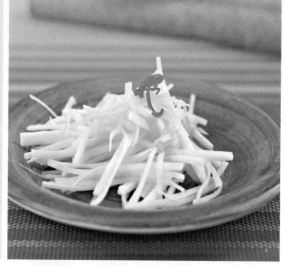

薏米

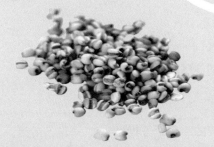

### 功效

薏米也叫薏仁或苡仁，有健脾渗湿、除痹止泻、清热排脓的功效，可改善体倦乏力、烦热失眠、脾虚腹泻等症状。

薏米除湿热、利小便、消水肿的作用较强，可防治糖尿病患者容易发生的泌尿系统感染、肾炎水肿、皮肤瘙痒等。

现代研究发现，薏米的提取物具有一定的降血糖和抗肿瘤作用，有利于提高人体免疫力。

### 宜忌

薏米与其他谷物搭配制成主食，是调节血糖的好方法。

大便燥结、脾虚无湿者不宜食用。

薏米有滑胎作用，妊娠糖尿病患者不宜食用。

# 薏米冬瓜汤

**材料**

薏米50克，冬瓜100克，香菜段少许。

**调味料**

盐、香油各适量。

**做法**

1 将冬瓜去皮、瓤，切厚片；薏米淘净。

2 煮锅加水烧开，倒入薏米，改小火煮20分钟，放入冬瓜续煮15分钟，加入盐和香菜段，淋入香油即可。

☞ 此汤利湿除热的作用强，适宜烦热口渴、小便不利、水肿、腹型肥胖者食用。

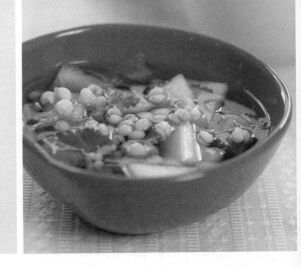

荞麦

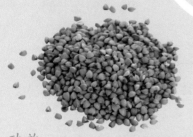

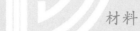

荞麦面

**材料**

荞麦挂面100克，茄子150克，猪肉馅、番茄各50克，香葱末少许。

**调味料**

酱油、香油各10克，盐、鸡精、水淀粉各适量。

**做法**

1 将荞麦挂面煮熟后沥水，装盘。

2 将茄子、番茄分别洗净、切成丁。

3 炒锅上火，倒入油烧热，下猪肉馅炒熟，倒入酱油和适量水，先放入茄子丁煮5分钟，再放入番茄丁，加盐、鸡精调味，勾芡后淋香油，浇在荞麦面上，撒上香葱末即可。

☞ 以荞麦面代替普通面条，是糖尿病患者变化主食、稳定血糖的好方法。

**功效**

荞麦是一种粗粮，膳食纤维特别丰富，吸水膨胀后使饱腹感增加，从而可减少其他食物的摄取，平稳餐后血糖。

能清除血脂，降低胆固醇和血压，软化血管，抑制凝血，抗栓塞，预防脑出血，预防糖尿病并发高脂血症及动脉硬化。

可清热解毒，能清理肠道内沉积的废物，促进排便。

**宜忌**

荞麦面最宜肥胖型糖尿病患者作为主食食用。但不可一次吃太多，每餐食用过多容易引起腹胀、消化不良。

脾胃虚寒易腹泻者不宜食用。

过敏体质者食用过量容易引起皮肤过敏。

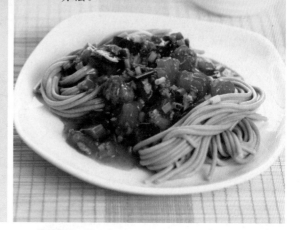

**燕麦**

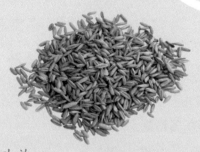

### 功效

　　燕麦是一种低糖粗粮，其丰富的膳食纤维可以增加饱腹感，减少食量，防止餐后血糖过快上升，促进糖代谢，有助于稳定血糖。

　　燕麦对脂肪代谢有良好的调节作用，可降低胆固醇，预防高脂血症、冠心病、高血压等糖尿病并发症。

　　燕麦可防止热量过剩，控制肥胖，预防便秘。

### 宜忌

　　燕麦质地较硬，口感不好，现在多食用的是经过加工的燕麦片，最宜中老年人早餐或加餐时食用。

　　燕麦一次不宜吃太多，过多容易造成胃痉挛或胀气。皮肤过敏者应慎食。

# 牛奶燕麦糊

**材料**

燕麦片70克，脱脂牛奶250克。

**做法**

牛奶倒入奶锅，上火煮沸，倒入燕麦片，小火煮至糊状即成。

☞ 可作为早餐或晚间加餐食用，是替代主食的选择，尤其适合中老年糖尿病及并发心血管疾病的患者。

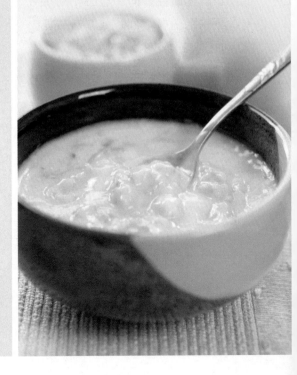

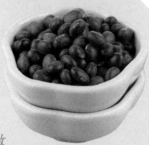

# 黑豆

## 黑豆桑椹羹

**材料**

水发黑豆100克，桑椹50克。

**做法**

1 黑豆、桑椹分别洗净。

2 黑豆放入煮锅中，加适量水，开小火煮至豆烂汤稠，放入桑椹，边煮边捣至软烂，盛出，晾凉后食用。

☞ 益肝护肾，滋阴养血，延缓衰老，最宜肝肾阴虚、眩晕眼花、干渴多饮、失眠、便秘、腰膝酸软的糖尿病患者。

### 功效

黑豆是著名的"黑五类"食品之一。它升糖指数很低，并可提高胰岛素的敏感性，有利于调节血糖水平；还可以加速体内脂肪的分解和代谢，清除胆固醇。

黑豆有强肾壮腰、活血利尿的功效，可预防和缓解糖尿病并发肾病、眼病、神经及生殖系统病变。

黑豆富含膳食纤维，具有平衡餐后血糖，预防便秘等作用。

黑豆有延缓衰老、乌发明目、增强免疫力的作用。

### 宜忌

最宜糖尿病并发心脑血管病、肾病、眼病、神经及生殖系统疾病者，以及阴虚烦热、口渴等症状严重者。

黑豆多食易胀气，一次不可吃太多。

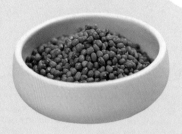

# 绿豆

## 绿豆海带汤

**材料**

绿豆、海带丝各50克。

**做法**

1 将绿豆、海带丝分别洗净。

2 煮锅中放入绿豆，加入适量水，用小火煮30分钟，放入海带丝，续煮10分钟即可。

☞ 清热解毒，通利肠胃，退热除烦。注意：未煮熟的绿豆豆腥味强烈，食后易引起恶心、呕吐。但绿豆也不宜煮得过烂，以免有机酸和维生素遭到破坏，降低清热解毒的功效。

### 功效

绿豆含有丰富的膳食纤维，可以平稳血糖，降脂，预防便秘，是肥胖型糖尿病患者的理想食品。

绿豆有解毒利尿、消水肿的作用，对于糖尿病并发肾病者来说，是天然的保健食疗品。

### 宜忌

最宜兼有冠心病、高血压、肥胖及肾病的糖尿病患者食用。热性体质、咽喉肿痛、暑热烦渴、皮肤疮毒者也适宜食用。

绿豆性凉，过量食用可引起腹泻。体质虚寒、脾胃虚弱者不宜多吃。

服用药物，特别是补益类药物时不要吃绿豆，以免降低疗效。

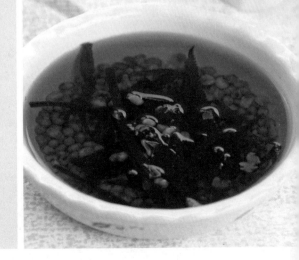

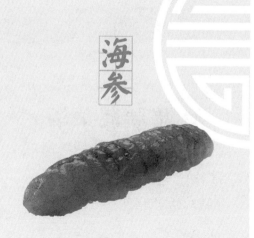

# 海参木耳汤

**材料**

水发海参100克，水发木耳50克，胡萝卜30克。

**调味料**

生抽、米醋各10克，盐、鸡精、香油各适量。

**做法**

1 将海参去内脏，洗净，切小块；水发木耳择洗干净；胡萝卜切片。

2 锅中倒入适量水，大火烧开，放海参、木耳，小火煮5分钟，放入胡萝卜，煮沸后加生抽、盐、鸡精调味，盛入碗中，倒入米醋和香油即可。

☞ 此汤温和滋补，不用担心血糖、血压、血脂升高，是适宜中老年人的保健汤。

## 功效

海参是高蛋白、低脂肪、低胆固醇的代表食物之一。海参多糖具有修复再生功能，可修复受损和失去活力的胰岛细胞，激活胰岛细胞的分泌和再生功能，增加胰岛分泌量，使胰岛功能逐渐恢复。

海参具有补肾益精、养血润燥的功效，可改善疲倦乏力、腰膝酸软、心血管疾病、神经衰弱、视力衰退、肠燥便秘、肺虚咳嗽等症状，增强体力和免疫力，对预防各种因虚损引发的糖尿病并发症非常有益。

## 宜忌

海参最宜气阴两虚的老年糖尿病患者食用。

海参性滑利，脾胃虚寒、痰多、腹泻者及有流产倾向的孕妇不宜食用。

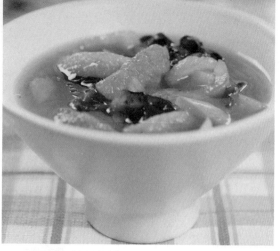

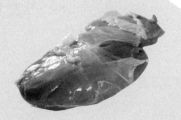

猪胰

## 猪胰菠菜汤

### 材料

猪胰30克，鸡蛋1个，菠菜50克。

### 调味料

盐适量。

### 做法

1 将猪胰洗净，切片；菠菜择洗干净，焯水后切段；鸡蛋打入碗中搅匀。

2 锅中放水烧开，放入猪胰，小火煮20分钟，放菠菜，开锅时倒入鸡蛋液搅匀，放盐即可。

☞ 适合饮食油腻、肥胖的糖尿病患者食用。

### 功效

猪胰是猪的胰脏，其所含胰岛素原可直接参与调节胰岛素水平、血糖和脂质代谢，非常适合糖尿病患者作为食疗品。

除了可以调节血糖外，猪胰还能养肺润燥，改善糖尿病患者的口渴、尿多、饥饿等症状。

中医认为，猪胰是甘寒滑泽之物，甘寒可以生津液，滑泽可以去垢腻，对津干且脂垢多者十分有益。

### 宜忌

猪胰适合糖尿病患者及兼有脾胃虚弱、肌肤失养者食用。

猪胰毕竟是内脏类食物，胆固醇含量较高，糖尿病患者应控制用量，全天不要超过50克。

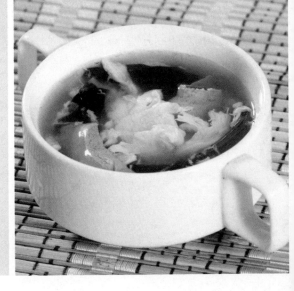

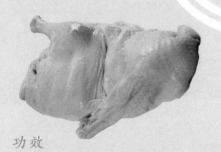

# 鸭肉

## 功效

鸭肉蛋白质比例高，脂肪含量适中，脂肪酸主要是不饱和脂肪酸，且富含钙、B族维生素等，有抗脚气病、抗多种炎症、维护神经系统正常的作用，对预防糖尿病并发神经系统疾病等有益。

鸭肉有凉补滋养、清热利水的功效，适合阴虚内热的糖尿病患者食用，可缓解烦热、干渴、水肿等症状。

## 宜忌

鸭肉适合体热、易上火的糖尿病患者食用，特别是身体虚弱、便秘、水肿者尤为适宜。

鸭肉性寒凉，身体虚寒，或因着凉引起食欲减退、腹痛、腹泻、腰痛者不宜食用。

相比烤鸭，糖尿病患者更宜清炖鸭汤。

# 冬瓜老鸭汤

**材料**

冬瓜、净鸭子各150克。

**调味料**

葱段、姜片、料酒各15克，盐适量。

**做法**

1 将冬瓜去皮、去瓤，切成块。

2 将净鸭子剁成块，焯水后放入锅中，加适量水烧开，撇去浮沫，放葱段、姜片、料酒，小火炖煮1小时，捡出葱段、姜片，放入冬瓜，再炖15分钟，放盐调味即可。

☞ 鸭肉滋阴凉补，冬瓜清热利水，最适合阴虚内热的糖尿病患者食用。

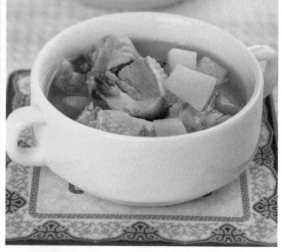

# 兔肉

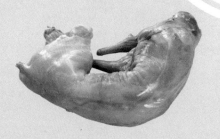

## 枸杞兔肉汤

## 功效

兔肉是一种高蛋白、低脂肪、低胆固醇的肉类，对心血管有很好的保护作用，可以防治动脉硬化、血栓、高血压、肥胖等疾病。

兔肉可补虚强身，养阴润燥，改善糖尿病患者的营养状况，缓解阴血不足所致的消渴、多饮，并可强壮骨骼、滋养皮肤，预防骨质疏松及神经系统、皮肤病变。

## 宜忌

最宜兼有肥胖、肝病、心血管病的糖尿病患者食用，年老体弱者及产妇也可食用。

兔肉性凉，可滋阴凉血，所以，阳虚体质、脾胃虚寒、腹泻者慎食。

### 材料

兔肉200克，枸杞子15克。

### 调味料

料酒、葱段、姜片各10克，盐适量。

### 做法

1 兔肉洗净，切块，焯水。

2 沙锅中加适量水烧开，放入兔肉、葱段、姜片，改小火煮1小时，拣出葱姜，放入枸杞子续煮20分钟，加盐调味即可。

☞ 滋阴养血效果好，对于糖尿病患者既补益，又不燥热。炖兔肉汤宜用砂锅，小火慢炖且不要放过多调料。

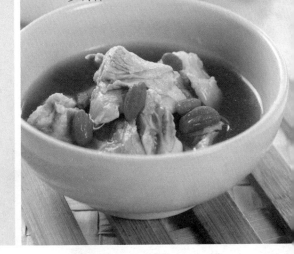

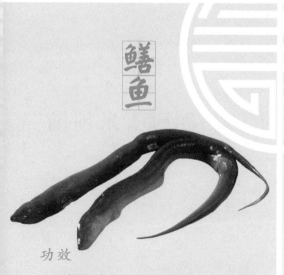

鳝鱼

# 尖笋烧鳝段

**功效**

鳝鱼含有一种特殊物质——鳝鱼素，能降低和调节血糖，对糖尿病有较好的治疗作用，而且它的脂肪含量极低，是糖尿病患者的理想食品。

鳝鱼中维生素A含量高得惊人，可增进视力，去除眼疾，有"天然眼药"之称，有助于预防糖尿病并发眼病。

鳝鱼有补气养血、温阳补脾、滋补肝肾、祛风通络的保健功效，常吃能使人身体强壮。

**宜忌**

适宜糖尿病并发动脉硬化、眼病，以及身体瘦弱、气血不足、疲劳乏力、风湿痹痛、四肢酸痛、免疫力低下者食用。

瘙痒性皮肤病、红斑狼疮、急性炎症患者忌食。

**材料**

净鳝鱼、尖竹笋各100克，葱花、蒜片各少许。

**调味料**

料酒、鱼露各10克，盐、鸡精适量。

**做法**

1 将净鳝鱼切段；尖竹笋洗净，对半切开。

2 炒锅上火，倒入油烧热，下葱花、蒜片炒香，放入鳝鱼段炒至发白，倒入鱼露略炒，放入尖竹笋和适量水，中火烧煮10分钟，加盐、鸡精调味，大火收汁即成。

☞鳝鱼在炒制之前也可用鸡蛋清、料酒和淀粉上浆后用开水余烫一下，这样可使鳝鱼口感滑嫩。

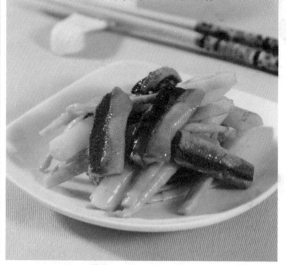

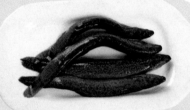

泥鳅

# 泥鳅玉米须汤

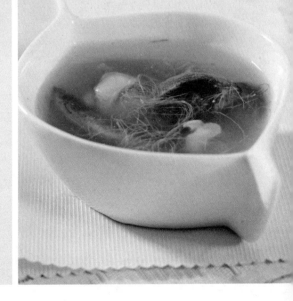

**材料**

泥鳅100克，玉米须15克。

**调味料**

盐适量。

**做法**

1 将泥鳅治净，洗净备用；玉米须放锅中，加适量水小火煮15分钟。

2 放入泥鳅，续煮10分钟，加盐调味即可。

☞ 对缓解糖尿病症状、预防高血压等并发症有一定效果。

**功效**

泥鳅有暖中益气、滋阴清热、清利小便的作用，能改善糖尿病阴虚低热、善饥多食的症状。

有效遏制或阻断糖尿病酮症酸中毒和非酮症性高渗性综合征的发生、发展。

温和滋补，强健身体，抗衰老，预防癌症，养护肝脏，祛湿解毒，全面提高免疫力。

糖尿病患者蛋白质代谢紊乱，需要及时补充优质蛋白质，泥鳅就是补充优质蛋白质的最好食物之一。

**宜忌**

最宜四肢乏力、虚弱、口渴、自汗、有性功能障碍的糖尿病患者食用，高脂血症、高血压、肝病患者也适合食用。

泥鳅不宜与狗肉、螃蟹同食。

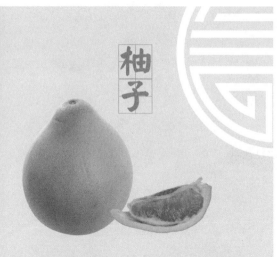

**柚子**

### 功效

新鲜的柚子中含有类似胰岛素的成分，有助于调节和控制血糖，且其所含天然果胶能降低血液中的胆固醇，并延缓葡萄糖的吸收。

柚子是低糖水果，且高钾、低钠、富含维生素C，对预防肾病及心脑血管病有辅助作用，非常适合糖尿病患者食用。

健胃清肠，理气化痰，促进消化，解热除烦，可润肺止咳、降脂减肥。

### 宜忌

适合糖尿病并发心脑血管疾病、肾病者，以及呼吸系统不佳者食用。

柚子性寒，身体虚弱者应少食。

柚子味道微苦者最宜，但太苦的柚子不宜食用。

# 西柚拌芹菜

**材料**

西芹250克，西柚肉100克。

**调味料**

米醋、盐各适量。

**做法**

1 将西芹择洗干净，切成滚刀块，入开水中汆烫至断生捞出，过凉水；西柚肉切块。

2 将西芹块、西柚肉一起放入盘中，加入调味料拌匀即可。

☞ 此菜对糖尿病并发高血压者最为有益。

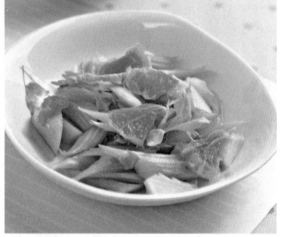

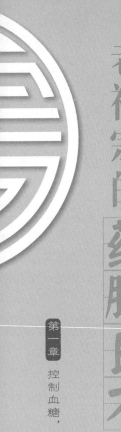

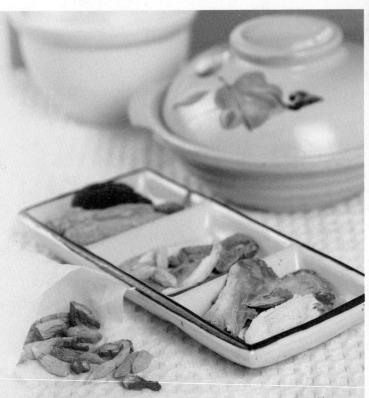

# 老祖宗的药膳良方，降糖必选

我国自古就有以药入食的传统，流传下大量的药膳食疗方。

能够入食的中药材一般都药效较温和，没有难以下咽的异味，是大多数人在日常饮食中都可以接受的。因为药膳要常吃才见效，不好吃就一定会吃得少，或不能坚持，那么，药效当然也大打折扣了。

古书中，关于消渴的食疗方非常多，但重复性也比较大，本书筛选了一些制作方便、材料易得的品种，以茶、汤为主，糖尿病患者可以根据病情来选择。

## 降糖药膳中常用的中药材

枸杞子、山药、葛根、茯苓、桑椹、麦冬、玉竹、西洋参、冬虫夏草、绞股蓝、灵芝、黄芪、五味子、何首乌、三七、水蛭粉、天花粉、鸡内金、蚕蛹、玉米须、桑叶、桑白皮等。

# 玉壶茶

**材料**

人参、天花粉、麦冬各适量。

**做法**

取人参、麦冬、天花粉，以1:2:3的比例，共研粗末，混合均匀。

**食法**

每日取用30克，装入纱布包，置保温杯中，以沸水300毫升冲泡，盖闷15分钟，代茶频服，饮完再加开水，以药汁泡尽为止。

**功效**

益气生津，降糖止渴，主治消渴。适合多食、多饮、形体消瘦、乏力、口干舌燥、久咳虚热、脉虚者。

**禁忌**

胃肠实热证、脘腹胀痛或下痢、滑泄者忌服。饮此茶时忌食萝卜、茶叶。

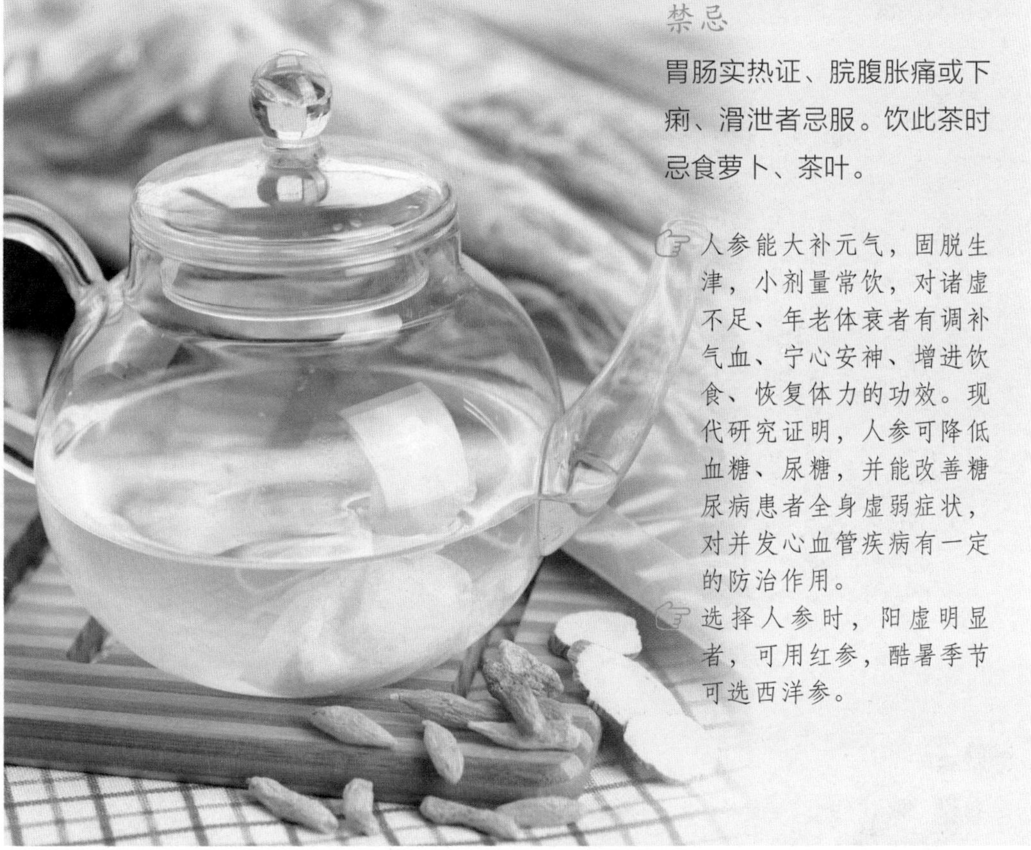

人参能大补元气，固脱生津，小剂量常饮，对诸虚不足、年老体衰者有调补气血、宁心安神、增进饮食、恢复体力的功效。现代研究证明，人参可降低血糖、尿糖，并能改善糖尿病患者全身虚弱症状，对并发心血管疾病有一定的防治作用。

选择人参时，阳虚明显者，可用红参，酷暑季节可选西洋参。

## 生脉饮

**材料**

党参10克，麦冬15克，五味子10克。

**做法**

以上材料置于保温瓶中，以沸水冲泡，闷泡15分钟后饮用。

**食法**

每日代茶饮。

**功效**

益气生津，敛阴止汗。适用于糖尿病气阴两虚所致口渴咽干、乏力多汗者。

**禁忌**

温热病实邪未去、舌苔厚腻者忌用。

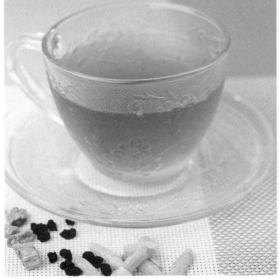

## 苦丁茶

**材料**

苦丁茶叶3克。

**做法**

将苦丁茶叶以沸水冲泡，闷泡10分钟后饮用。

**食法**

每日代茶饮。

**功效**

消食化痰，除烦止渴，利二便，去油腻。适合糖尿病兼高脂血症、肥胖者。

**禁忌**

脾胃虚寒、腹泻腹痛、风寒感冒者不宜。

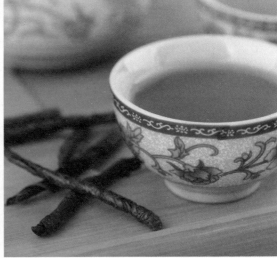

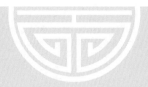

# 枸杞茶

**材料**

枸杞子30克。

**做法**

将枸杞子放入壶中，以沸水冲泡，闷泡10分钟后饮用。

**食法**

每日代茶饮。

**功效**

补虚，益精，明目。适合中老年糖尿病及兼有肥胖、腰酸腿软、眼疾者。

**禁忌**

感冒发热、炎症发作、腹泻者不宜。

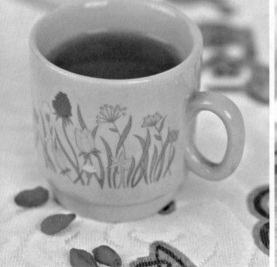

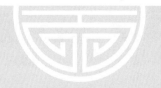

# 西洋参茶

**材料**

西洋参片5克。

**做法**

将西洋参片置于保温杯中，以沸水冲泡，闷泡15分钟后饮用。

**食法**

每日代茶饮。

**功效**

益气滋阴，生津止渴，最宜阴虚火旺者饮用。主治肺虚久咳、咽干口渴、虚热烦倦等。

**禁忌**

脾胃有寒湿阻滞者忌用。

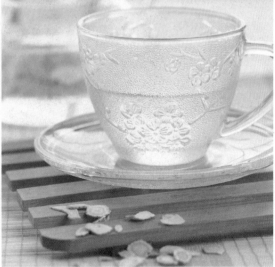

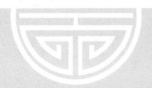

# 苦瓜茶

**材料**

苦瓜20克，绿茶5克。

**做法**

将苦瓜洗净，切粗丝，与茶叶一起放入杯中，冲入沸水，闷泡10分钟后饮用。

**食法**

每日代茶饮。

**功效**

清暑涤热，降糖，降压，降脂。适合三高、肥胖、口渴不止者日常饮用。

**禁忌**

脾胃虚寒、腹部冷痛、泄泻者不宜。

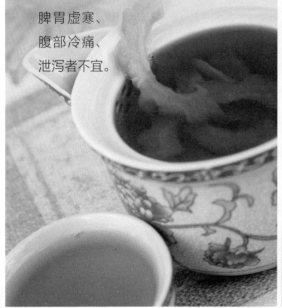

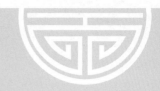

# 玉米须茶

**材料**

干玉米须10克。

**做法**

将玉米须放入杯中，以沸水冲泡，闷泡15分钟后饮用。

**食法**

每日代茶饮。

**功效**

利水消肿，降糖，降压，减肥。适合糖尿病兼高血压、肥胖、水肿者。

**禁忌**

肾虚尿频者不宜。

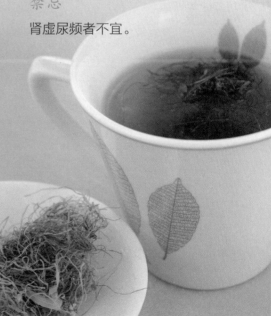

## 绞股蓝茶

**材料**

绞股蓝3克，绿茶3克。

**做法**

将绞股蓝和绿茶放入壶中，以沸水冲泡，闷泡10分钟后饮用。

**食法**

每日代茶饮。

**功效**

清热化痰，降血糖，降血脂。适合肺热干渴、咳嗽及并发高脂血症的糖尿病患者。

**禁忌**

脾胃虚寒者不宜。

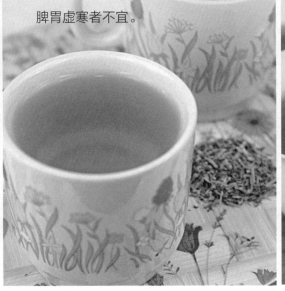

## 普洱茶

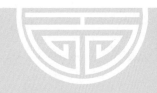

**材料**

普洱茶6克。

**做法**

将普洱茶置于保温杯中，以沸水冲泡，闷泡15分钟后饮用。

**食法**

每日不拘时饮用，肉食多的餐后最佳。

**功效**

健脾消食，化解油腻，降糖降脂。适合脾胃虚寒、腹部肥胖、便秘的高血糖、高脂血症患者。

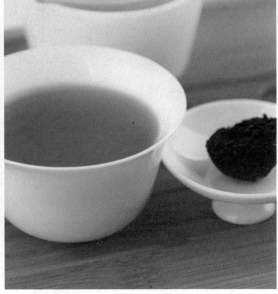

# 桑皮枸杞茶

**材料**

桑白皮12克，枸杞子15克。

**做法**

将桑白皮和枸杞子放入砂锅中，加水煎煮20分钟，去渣取汤汁，倒入杯中饮用。（泡茶饮亦可）

**食法**

每日温热后，代茶饮。

**功效**

泻肺热，消水肿，益肝肾。适合糖尿病口渴多饮、兼有水肿胀满者及并发高血压、眼疾者。

**禁忌**

小便多、风寒咳嗽者不宜。

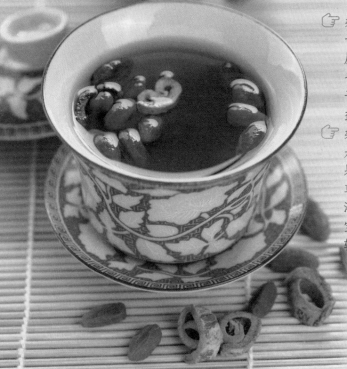

☞ 桑白皮是桑树的根皮，长于泻肺火，利小便，有利尿导泻的作用，降压效果也比较明显。搭配枸杞子，可以加强补益肝肾、益精明目的作用。

☞ 桑树全身都是宝，桑叶也是降血压的良药，而它的果实——桑椹，《唐本草》记载其"单食主消渴"，也是防治糖尿病之宝。但新鲜的桑椹含糖量较高，要限量食用。

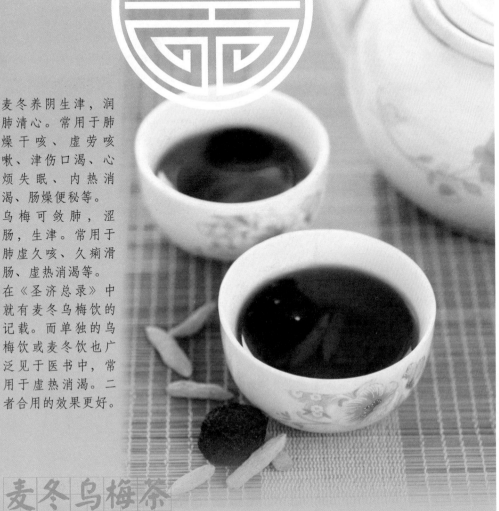

☞ 麦冬养阴生津，润肺清心。常用于肺燥干咳、虚劳咳嗽、津伤口渴、心烦失眠、内热消渴、肠燥便秘等。

☞ 乌梅可敛肺，涩肠，生津。常用于肺虚久咳、久痢滑肠、虚热消渴等。

☞ 在《圣济总录》中就有麦冬乌梅饮的记载。而单独的乌梅饮或麦冬饮也广泛见于医书中，常用于虚热消渴。二者合用的效果更好。

# 麦冬乌梅茶

**材料**

麦冬、乌梅各20克。

**做法**

将麦冬和乌梅放入茶壶中，冲入沸水，闷泡15分钟后饮用。

**食法**

每日代茶饮。

**功效**

治消渴，止烦闷。适合糖尿病口干、口渴、多饮、烦闷者。

**禁忌**

虚寒、多湿者不宜。

# 茯苓饼

## 材料
茯苓100克，人参5克，
面粉400克。

## 做法
1 将茯苓、人参分别研为细末，掺入
　面粉中混匀。加适量水调成稠糊状。
2 平锅上火烧热，抹少许油，放上模
　具，倒入面糊，待定型后脱去模
　具，两面烙熟即可。

## 食法
每次吃1个。

## 功效
止消渴，补虚损，益心脾。适合兼
有脾胃虚弱、气虚、痰湿、腹部肥
胖、水肿、睡眠不佳的糖尿病患者
常食，也是防治心血管疾病及延缓
衰老的佳品。

## 禁忌
阴虚而无湿热者不宜用茯苓，而有实
热者不宜用人参。

☞ 茯苓利水渗湿，健脾宁心。常用
　于水肿尿少、痰饮眩悸、脾虚泄
　泻，心神不安、惊悸失眠等。
☞ 人参补脾益气，生津，安神。常
　用于体虚肢冷、肺虚喘咳、津伤
　口渴、内热消渴、惊悸失眠、心
　力衰竭等。
☞ 茯苓饼可作为点心，在晚间加餐
　食用，尤其是对老年人特别有好
　处。

# 虫草老鸭汤

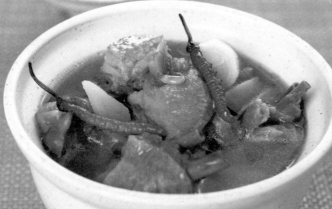

**材料**

老鸭半只，冬虫夏草5克，葱段、姜片各适量。

**调味料**

盐、料酒各适量。

**做法**

1 将老鸭洗净，切块，焯水后放入砂锅，加足量水煮沸，撇净浮沫。

2 再放葱段、姜片、料酒，改小火煮1小时，撇去浮油，放入虫草，续煮1小时，加入盐调味，再续煮10分钟即可。

**功效**

补虚损，益精气，滋阴养血，生津养胃。最宜肺肾两虚、内热烦渴、体虚精亏的糖尿病患者，是凉补气血的佳品。

**禁忌**

有表邪者不宜用冬虫夏草。

**食法**

随餐食用。

☞ 冬虫夏草在古代称为"雪蚕"。李时珍在《本草纲目》中写道：雪蚕"解内热渴疾"，说明了它对消渴症的作用。加上鸭肉凉补气血的功效，对调理糖尿病患者阴虚内热或气阴两虚的体质非常有益。

# 内金猪肚粥

## 材料
鸡内金5克，猪肚、粳米各100克。

## 调味料
盐适量。

## 做法
1 将猪肚焯水，切小块；鸡内金切碎；粳米淘洗干净。
2 锅中放入猪肚和适量水烧开，改小火煮40分钟，放入鸡内金、粳米续煮30分钟，至猪肚软烂、粥稠时放盐调味即可。

## 食法
随餐饮用。

## 功效
消积滞，健脾胃。治食积胀满、呕吐反胃、泻痢、疳积、消渴等，可用于肺胃燥热、津干口渴、多食易饥等人群。

## 禁忌
脾虚无积滞者慎用鸡内金。猪肚的胆固醇较高，患高脂血症者要限量。

☞ 鸡内金为鸡的干燥沙囊内壁，是健胃消食的良药，常用于饮食积滞、消化不良。猪肚也是健脾胃的佳品。二者合用，可以改善脾胃运化功能，缓解肺胃燥热引起的糖尿病症状。

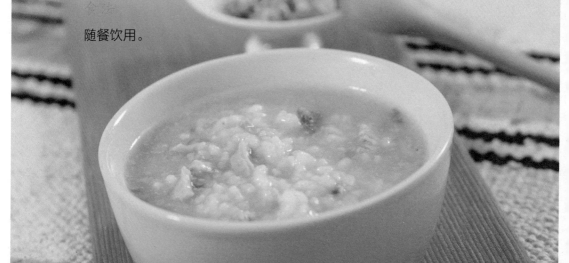

# 蚕蛹汁

## 材料

蚕蛹30克，黄酒120毫升。

## 做法

1. 将蚕蛹、黄酒倒入锅中，加250毫升水，上火熬煮，至汁液浓缩到120毫升左右时，关火。
2. 过滤掉蚕蛹及残渣，取汁液饮用。

## 食法

每次饮120毫升。

## 功效

生津止渴、消食理气、镇惊安神、益精助阳，常用于消渴、消瘦、小儿疳积、男子泄精等症。适合消瘦、烦渴不止及并发高血压、高脂血症的糖尿病患者。

## 禁忌

不要选用保存不当、不新鲜、颜色发黑或粉红、有异味、未经处理加工的蚕蛹，以防食物中毒。有鱼、虾等过敏史的人，不宜食用蚕蛹。

☞ 此做法出自《圣惠方》，并说明此法"治消渴热，或心神烦乱"。《本草纲目》也记载：蚕蛹"煎汁饮，止消渴。"

☞ 现代药理研究表明，蚕蛹对机体糖、脂肪代谢能起到一定的调整作用。对高血压、高脂血症、糖尿病、慢性肝炎及营养不良患者均有一定的辅助治疗功效。

# 第二章 规律生活，不让血糖一波三折

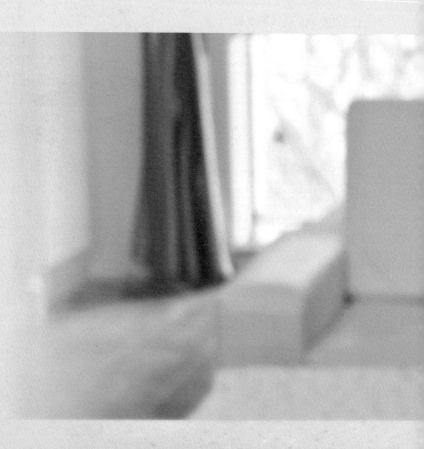

糖尿病是一种生活方式病，那么，改善生活方式就是必需的治病良药。孙思邈在《备急千金要方》中指出："治之愈否，属在病者，倘能如方节慎，旬月可瘳，不自爱惜，死不旋踵。"《景岳全书》亦云："初觉燥渴，便当清心寡欲、薄滋味、减思虑，则治可瘳；若有一毫不慎，纵有名医良剂，则必不能有生矣。"可见，健康掌握在自己的手中，只要日常生活保养得当，糖尿病就完全可以控制和减轻。

"饮食有节，起居有常，不妄作劳……而尽终其天年。" ——《黄帝内经》

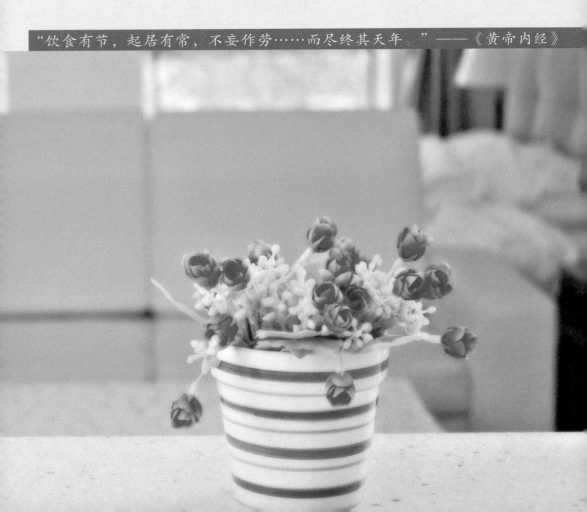

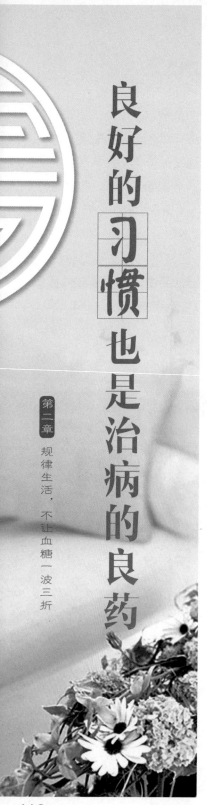

良好的习惯也是治病的良药

# 绝不让坏情绪干扰了血糖

情志变化超过正常限度，就会对人体有害，即"怒伤肝，喜伤心，思伤脾，忧伤肺，恐伤肾"。情志长期失调，可致脏腑气血阴阳紊乱而发生疾病，七情郁结可诱发或加重糖尿病病情。

相反，恬静安详的平衡心态有利于糖尿病患者康复。当紧张情绪消除或使糖尿病患者感到安全和满足时，对控制病情是非常有利的。

糖尿病患者的心理和情绪障碍主要有以下几类。

悲观型：孤独绝望，心胸烦闷，心悸失眠，易惊多梦，食欲减退，双目呆滞无神，悲伤易哭，甚至不食不睡。

怨怒型：急躁易怒，焦虑激动、失眠多梦，五心烦热，咽干口苦，胸闷胁痛，头晕头涨，生气后病情明显加重。

忧思型：忧愁思虑，恐惧沮丧，愁容满面，胸闷气短，爱叹气，失眠多梦，纳食不香。

气郁型：情绪不宁，紧张忧郁、胸膈满闷，两胁胀痛，痛无定处，嗳气不舒，纳食不香。

# 调适心情有方法

## 静志安神法

这是一种以精神内守为核心的心理疗法，中医认为，一个人的神志保持安宁，就能少生疾病，健康长寿，即使患病，恢复健康也比较容易，这是神能收藏的缘故。

当你有焦虑不安或发怒征兆时，应尽可能控制自己的情绪，马上离开使你不安的环境。可以闭上眼睛默默数数，或放慢讲话的速度，同时深呼吸，放松。

每天做呼吸锻炼，坐在椅子上或躺在床上，先深深吸一口气，然后尽量把气体全部呼出去。反复做几次，并在呼吸时放松各部位的肌肉。每次做 5 ~ 20 分钟，每天至少做一次。

## 体育锻炼法

加强体育锻炼，每日进行一定的体力活动对缓解不良情绪很有好处。如走路、骑自行车、跳舞、打太极拳等，都有助于稳定情绪。

## 怡悦开怀法

一个人情绪的好坏与疾病的发生、发展有着十分密切的关系。人在乐观愉悦时，即使患病也易于治愈。相反，不仅易患病，且难于治疗，病情易加重。因此，只有怡悦开怀，心情舒畅，减少思想负担，再配合药物治疗，才能取得好疗效。

糖尿病患者应多参加集体活动，与社会接触，经常与人沟通和交流情感，使自己的情绪得到宣泄、疏导，达到愉悦心情的目的。同时，家人和朋友的理解、宽容和支持也是必不可少的。

## 转移注意力法

当糖尿病患者的精神和注意力转移到其他方面时，身体状态也会发生改变和调整，从而使病情减轻或消除。

糖尿病患者不要总是将注意力集中在病情上面，要放松心情，尝试做一些新鲜事，以焕发活力，产生积极乐观、健康向上的心理，如看书、写字绘画、养花下棋、外出旅游或学习一种新技能等。

# 好的睡眠
# 抵得过一堆补药

研究证明，睡眠对保持正常血糖水平至关重要，每晚睡眠少于6小时，血糖升高危险增加3倍。尤其是男性，睡眠困难的男性糖尿病发病率几乎升高5倍，这也许和男性社会压力大、免疫系统比较脆弱有关。长期睡眠不足或睡眠质量不佳时，就会导致内分泌系统障碍，身体代谢功能失调，引发或加重糖尿病。

从中医角度看，夜晚是一天中养阴的最佳时间，夜晚睡眠不好，如长时间熬夜、失眠、多梦、惊悸等，尤其是夜晚思虑过度，会暗耗阴血，加重阴虚内热的状况，导致脏腑失调，出现消渴。

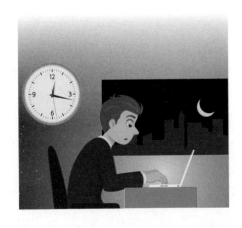

## 拥有好睡眠的秘方

**①** 午餐之后不喝咖啡，不饮酒：咖啡因会在体内停留8小时，午餐后喝咖啡也会影响夜间睡眠质量，饮酒也具有同样的作用。

**②** 睡前不喝茶：晚上饮水以白开水为佳，不要再喝茶水了，浓茶更应避免。

**③** 睡前不要进食过多：糖尿病患者晚间可适当加餐，但不能过饱，以免肠胃负担加重，影响睡眠。

**④** 睡前2小时不运动：运动会引起神经系统的兴奋，最好放在白天进行。睡前2小时适合安神静坐，让身心彻底放松。

**⑤** 养成良好的睡眠规律：每天保证在晚上11点之前上床睡觉，睡前洗热水澡或泡脚，保持卧室清洁、安静、温度适宜，远离噪音，避开光线刺激。

**⑥** 远离精神刺激：不在床上看书、看电视、工作、玩手机，晚上不看内容惊险刺激的节目或书籍，不娱乐过度。

# 重视大小便的通畅

## 积极防治便秘

糖尿病患者更容易发生便秘。这是由于长期高血糖，导致胃植物神经受损，使胃动力低下，胃排空延迟，肠胃功能紊乱造成的。尤其是糖尿病并发心脑血管疾病者，排便过度用力易引起血管破裂，危及生命。因此，糖尿病患者要特别重视大便畅通。

中医认为，糖尿病患者的便秘主要为热秘和虚秘。

热秘多由于阴虚内燥、肠胃积热引起，表现为大便干结、小便短赤、面红心烦或口干、口臭、腹满胀痛。此类便秘者要多吃瓜果蔬菜等清凉润滑之物，少吃辛辣油腻等助火耗阴之物。虚秘则以老年患者居多，常由气阴两虚、排便动力不足引起，表现为排便努挣乏力、气短汗出、大便干燥、腰膝酸软。此类便秘者应多吃健脾益气又润肠的食物，如山药、胡萝卜、黑芝麻等，以达到补益气血、润燥通肠的作用。

除了饮食调理，加强运动和养成排便规律也是防治便秘的法宝。

## 小便畅通很重要

多尿是糖尿病的基本表现症状之一。由于高血糖对人体损害很大，人体为了保护自己，不得不通过尿液排出多余糖分、致使尿量明显增多。

除了尿量大，排尿次数也增多，一两个小时就要小便1次。长期的尿多会对肾小球产生一定危害，因此会有不少糖尿病患者并发肾病。

此外，由于尿中含糖，如果卫生不佳，很容易发生尿路感染的问题。

糖尿病患者要注意观察小便状况，如果小便有泡沫、发白，表明尿中所含糖或蛋白等物质较高，也可能是由于肾病、尿路感染等引起。如果有尿淋漓不尽、排尿困难等，则可能有膀胱炎、尿潴留等"糖尿病性排尿障碍"，应及时治疗。

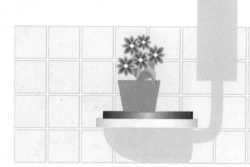

# 烟戒得越早，病痛就走得越远

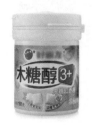

吸烟有百害而无一利，是危害大众健康的元凶。除了可诱发多种癌症、心脑血管疾病、呼吸道和消化道疾病外，吸烟也是引起 2 型糖尿病的罪魁祸首。

研究证明，在口服葡萄糖试验中，吸烟能使血糖水平升高，并能降低胰岛素敏感性，从而导致糖尿病的发生、发展。

吸烟还会引起血压、血脂升高、体内缺氧、血管内壁及肠胃黏膜损伤、呼吸道脆弱感染、加重心血管及微血管病变、加重肝肾功能损害等，不利于各种糖尿病并发症的控制。

越早戒烟，对防治糖尿病越有利。但戒烟也要注意方法，戒烟过程往往会让人产生饥饿感，食欲增强，尤其是不少戒烟者在烟瘾发作时以进食来缓解，如吃大量瓜子、糖果等零食，这样不加节制的话，可能导致摄入热量超标，体重增加，反而不利于血糖控制。

所以，糖尿病患者戒烟时，最好多准备些木糖醇口香糖，烟瘾发作时，充分咀嚼口香糖，转移注意力，还能生津液，缓解口干口渴，而且木糖醇可以控制住糖的摄入，一举多得，是安全有效的戒烟法。

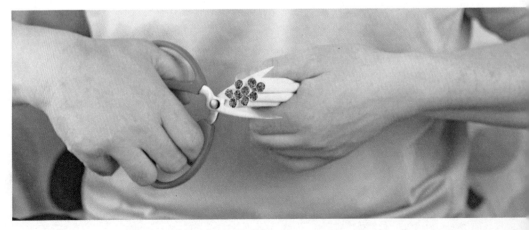

# 酒性大热，能少喝就少喝

中医认为，酒为水谷之气，味辛甘，性大热。少量饮酒可通血脉、散瘀血、行药势、止冷痛，而饮酒过多则会助湿热、伤肝肾、乱神志。对于糖尿病来说，酒生内热，是最为禁忌之物，最好少喝或不喝。

现代研究也证实，长期饮酒对糖尿病有以下方面的重大影响。

❶ 酒精伤肝，并直接损伤胰腺，导致人体消化功能受损，糖类和脂肪代谢随之出现障碍。

❷ 糖尿病患者过量饮酒，还可造成酒精性酮症酸中毒，并加重高血压、高脂血症、动脉硬化、痛风等病情。

❸ 酒的热量非常高，饮酒过多会在不知不觉中热量摄入超标，对控制血糖、体重等都非常不利。

☞ 如果血糖控制较差、近期内发生过低血糖者，以及有严重的糖尿病并发症、伴有脂肪肝或肝功能损害、高脂血症和痛风者，应严格禁酒。

## 每次饮酒不超过1个酒精单位

1个酒精单位约含90千卡热量，相当于啤酒400毫升，红酒150毫升，白酒50毫升。

## 每周饮酒不超过2次

连续饮酒最为有害，糖尿病患者应尽量改掉每天饮酒的习惯。

## 喝酒要相应减少主食量

每次饮酒1个酒精单位，建议减少25克主食。

## 少喝啤酒和鸡尾酒

啤酒被称为"液体面包"，喝多了很容易出现"啤酒肚"，三高患者尽量不喝。调制的鸡尾酒以水果酒为主，含糖极高，不利于血糖控制。

## 先吃主食，再少量饮酒

切忌空腹饮酒，可在先吃些主食的情况下，再少量喝点酒，既不容易喝醉，又对平稳血糖有益。

## 避免酒后入房

酒后入房最为伤身，中青年人尤其要注意节制。

# 春秋变换，过渡季节要当心

春季和秋季是过渡季节，共同特点是气候变化无常。对于糖尿病患者，尤其是兼有心血管疾病者来说，春秋两季需要特别呵护。

春季多风，常有倒春寒，气温起伏剧烈，大地虽已回暖，但仍有阴寒。此时不宜过早脱去冬装，以免衣着单薄、受风寒邪气的侵袭而感冒，或出现高血压及心脑血管急症。春季在饮食上应多吃些清肝降火的食物，绿叶蔬菜、茶饮等是最佳选择，降压、降脂、降糖的效果都很好。

秋季多燥，天气转凉，温差较大，此时应及时添加衣物，而不要一味地"秋冻"，以避免诱发心血管疾病。此外，秋季人体的热量需求增加，进食量也变大，血糖容易控制不稳，因此，注意合理安排饮食显得格外重要。秋季是大量瓜果丰收之时，多吃些清凉润燥的食物，如梨、荸荠、萝卜、白菜等，有助于缓解口干、口渴、烦躁、失眠等症状。

春秋季节温度适中，大地多彩，让人心情愉悦，是外出郊游、锻炼的最佳时机。但不论是游玩还是运动，都应避开较为寒冷的清晨和夜晚，注意躲避风寒邪气。

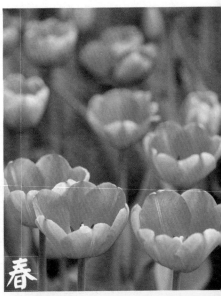

春

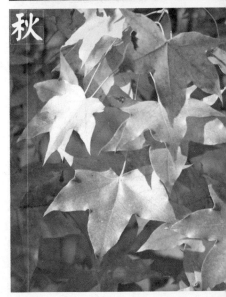

秋

# 关注细节，安度酷暑与严冬

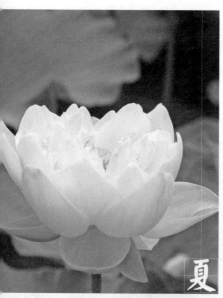

夏

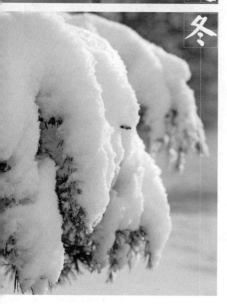

冬

夏季天气炎热，出汗较多，这就加重了口干、口渴、身体燥热、烦闷、心悸失眠的症状。因此，除了保证饮水外，在饮食上要注意多吃些清热生津之物，如瓜茄类蔬菜、多汁的水果、绿豆汤等。夏季要特别注意皮肤护理，经常洗澡、换衣，如有皮肤破损、疖肿等需及时治疗，以免发生感染。夏季是足癣的高发季节，糖尿病患者要积极治疗足癣，避免脚部细菌性感染，给足部并发症留下隐患。

冬季是糖尿病加重和发生并发症较多的季节，由于天气寒冷，人体汗液难发，尿频、尿多情况会更为严重。如果是在北方有暖气的室内，干燥问题也很突出，应多吃些养阴润燥的食物，如牛奶、山药、豆制品等。冬季一般食欲比较旺盛，要注意控制热量摄入，节制饮食。冬季还要注意保暖，避免寒冷刺激，尤其是并发高血压、心脏病、动脉硬化的糖尿病患者，寒冷刺激容易诱发脑溢血、心肌梗死等危症，不可不防。冬季要适度锻炼，增强体质，预防呼吸道感染。

极端天气对人的情绪也会有一定的影响，如夏季酷暑时烦躁，而冬季严寒时抑郁，及时调节情绪也是非常重要的保健方法。

# 严防低血糖，别忘带上糖和急救卡

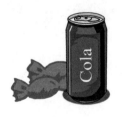

糖尿病低血糖是在糖尿病治疗的过程中经常碰到的现象。当血糖低于3毫摩尔/升时称为低血糖，严重低血糖会发生昏迷。低血糖昏迷对神经系统的影响极大，如不及时进行抢救治疗，昏迷超过6小时就会造成不可恢复的脑组织损坏，甚至死亡，非常凶险。

## 以下情况要当心

❶ 药物使用：出现低血糖多数是在患者服用了某种降糖药或者是注射胰岛素的期间。此外，服用心得安、阿司匹林等药物也有发生低血糖的可能。

❷ 空腹饮酒：酒精性低血糖不容忽视，有的人喝酒以后，特别是空腹喝酒后，就会低发生血糖。

❸ 两餐间隔时间长：糖尿病患者白天最好少食多餐，否则在餐后3~4小时没有进食的话，就容易发生低血糖。

❹ 外出活动：外出时体力消耗比较大，容易突发低血糖。

## 这些症状是低血糖的警示

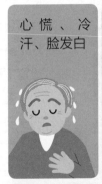

心慌、冷汗、脸发白

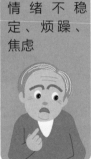

情绪不稳定、烦躁、焦虑

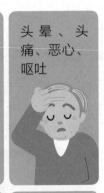

头晕、头痛、恶心、呕吐

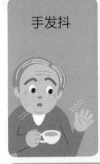

手发抖

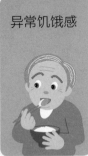

异常饥饿感

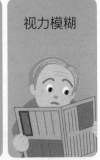

视力模糊

嗜睡、昏睡、疲倦、四肢冰冷无力

## 预防低血糖的措施

避免出现低血糖危象还是要以预防为主。做到以下几点，就能有备无患。

❶ 随身携带一些糖果、饼干或高糖饮料（可乐、果汁等），一旦发生低血糖，马上补充糖分自救。外出前一定要检查一下是否携带了糖果。

❷ 晚上临睡前适当加餐，可预防夜间及清晨发生低血糖。

❸ 如果有低血糖发生，要与医生交流，让医生调整药物剂量。

❹ 随身携带糖尿病急救卡，万一出现低血糖又不能自救的情况，好方便路人救助，争取抢救时间。

## 低血糖昏迷需急救

糖尿病如果已经出现了低血糖症状而没有及时采取措施控制的话，就会出现烦躁、抽搐、意识障碍、神志恍惚，最后陷入低血糖昏迷。

低血糖昏迷是危及生命的急症，必须马上急救。家人或路人应马上拨打"120"急救电话，或将病人送到医院，以免延误抢救时间。在医生接手之前，要注意保持患者呼吸道通畅，防止呕吐物误吸。

☞ 不要随便给昏迷病人喂食糖水，以免造成呛咳、窒息。

### 急救卡示例（正反面）

# 我 有 糖 尿 病

如果您发现我有神志不清或行为异常的情况，可能是低血糖发作。请尽快送我到医院抢救，同时按背面的地址和电话通知紧急联系人。

感谢您的帮助！

姓名：_____ 定点医院：_____

家庭住址：_____

紧急联系人：_____

联系电话：_____

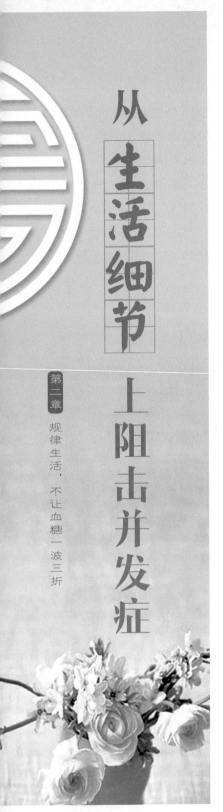

# 体重、血压和血脂，一个都不能高

糖尿病并发心脑血管病变最为常见，包括高血压、高脂血症症、动脉硬化、冠心病、脑血管病等，互相影响，相互作用，同时这些并发症又都与超重、肥胖有着密切的关系。因此，这种相伴而生、互为因果的综合征又被称为"代谢综合征"。

在治疗糖尿病的过程中，不能只看血糖控制的情况，还要控制好体重、血压和血脂，才能有效地全面改善代谢综合征，避免并发或加重心脑血管系统疾病。

☞ 代谢综合征是多种代谢成分异常聚集的病理状态，包括：腹部肥胖或超重、导致动脉粥样硬化的血脂异常、高血压、糖尿病（或糖耐量异常）。有些标准中还包括微量白蛋白尿、高尿酸血症及促炎症状态增高及促血栓状态增高。这些成分聚集出现在同一个体中，使糖尿病不断发展、恶化。

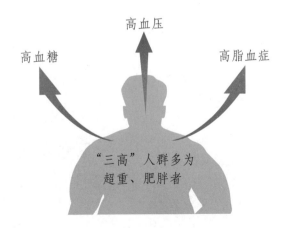

高血压

高血糖

高脂血症

"三高"人群多为
超重、肥胖者

## 管控体重，降脂减肥

防治三高的首要工作是控制体重，这需要从饮食和运动上一起出击。

饮食上要以"三低"，即低脂、低热量、低糖为基本原则。应控制总热量摄入，严格限制动物性脂肪和高胆固醇食物的摄入。蛋白质应供应充足，这样可避免出现虚弱现象。饮食要清淡，减少油、盐、糖的用量。多吃含膳食纤维的食物，有利降脂、减肥、增加饱腹感。

坚持合理运动可以有效改善全身的代谢状况，对代谢综合征的防治有关键作用，是三高兼肥胖者的必修课。

如果BMI值（见第32页）男性≥27、女性≥26，就必须积极减重。

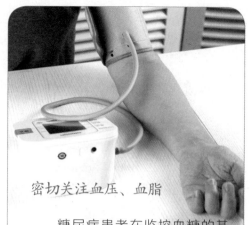

## 密切关注血压、血脂

糖尿病患者在监控血糖的基础上，还应自备家用血压计，经常测量血压，在定期体检时，密切关注血脂状况。如果血压经常超过140/90毫米汞柱、血脂异常，需及时与医生交流，以便在用药时有所调整。

## 调节情绪，放慢节奏

长期精神压力过大、高度紧张、情志不调会导致血压升高、动脉硬化、内分泌紊乱、心血管负担增加，对于高血压、高脂血症、糖尿病、冠心病等均有很大的影响。因此，放慢工作和生活节奏、不断调整不良心态，是防治此类疾病的良药。

## 清晨格外小心

清晨起床阶段是一天中血压的高峰时刻，又称为"晨峰期"，高血压、冠心病容易发作，而糖尿病患者在此时也有"黎明现象"，即血糖升高。叠加在一起，更容易加重眩晕、头痛、心慌、乏力、脑供血不足等症状。因此，早上起床应缓慢，先坐起喝杯白开水，再穿衣下地。上卫生间时也要格外注意安全，小心头晕摔倒。

# 保持警惕，时刻守护心灵之窗

几乎所有的眼病都可能发生在糖尿病患者身上。如眼底血管瘤、眼底出血、泪囊炎、青光眼、白内障、玻璃体浑浊、视神经萎缩、黄斑变性、视网膜脱落等。而且糖尿病患者发生这些眼病的几率明显高于非糖尿病患者群。对眼部并发症早期发现、合理治疗，并在日常生活中注意视力养护，可以大大减少因此而引起的失明。

## 严格控制血糖

严格控制血糖是防治糖尿病眼病的根本措施。有人对这类患者进行过长达20余年的观察，发现血糖控制不好的糖尿病患者20年后有80%以上发生视网膜病变，而控制良好的患者只有10%左右出现视网膜病变，差别非常之大。所以，对血糖听之任之的态度只会让眼疾提早到来。

## 严格控制血压

糖尿病患者如果兼有高血压的话，发生视网膜病变、眼底出血的可能性会大大增加。所以，控制好血压是非常重要的预防措施。

## 避免用眼过度

用眼过度会使眼压升高，加重眼部疾病。糖尿病患者要特别注意，不要紧盯闪烁的荧屏时间太长，尤其在电脑、手机、平板盛行的现代社会，要格外注意眼睛的放松休息。读书、看报字号太小的时候，最好借用放大镜，以避免视疲劳。此外，少带隐形眼镜、配度数合适的框架眼镜，也可以减轻眼睛负担。

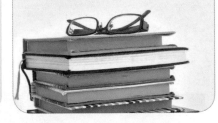

## 定期检查视力、眼底

年龄在30岁以下的糖尿病患者，应在确诊为糖尿病后第5年到医院眼科做全面检查。

若年龄大于30岁，则应在确诊时就开始到医院眼科做全面检查。以后每年复查1次。有视网膜病变者，应每年复查数次；无视网膜病变者，可以间隔稍长一些时间复查。

糖尿病妇女，应在计划怀孕前12个月内到医院检查眼底。怀孕后应再进行眼底检查，因为怀孕常使糖尿病患者眼疾加重。

如有下列情况，应立即请眼科医生会诊，及早治疗。

❶ 不能解释的眼部症状。

❷ 戴眼镜后视力减退。

❸ 眼压增高。

❹ 视网膜病变，特别是增殖性视网膜病变。

❺ 黄斑水肿。

❻ 其他眼科病变可以危及视力时。

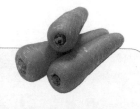

## 护眼饮食法

不少食物及中药材对眼睛的养护有很大好处，平时可以多吃一些。如胡萝卜、菠菜、荠菜、绿豆、黑豆、猪肝、桑椹、核桃、海参、紫菜等。糖尿病患者日常补水可以喝用枸杞子、决明子、菊花、绿茶等泡制的茶饮，对明目、降压非常见效。用茶水洗眼也可起到预防眼疾的作用。

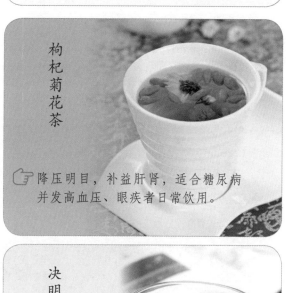

枸杞菊花茶

☞ 降压明目，补益肝肾，适合糖尿病并发高血压、眼疾者日常饮用。

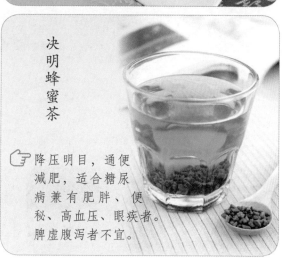

决明蜂蜜茶

☞ 降压明目，通便减肥，适合糖尿病兼有肥胖、便秘、高血压、眼疾者。脾虚腹泻者不宜。

# 别给血糖留下任何染趾的机会

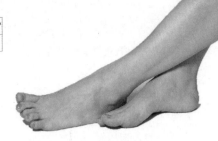

　　糖尿病患者因并发血管及神经病变，极易引起脚部皮肤的病变，发生细菌感染，严重的还会造成皮肤破溃甚至脚趾坏死，且难以治愈，医学上称之为"糖尿病足"。糖尿病足病会导致不同程度的截肢，严重影响患者生活质量。平时应以预防为主，注重足部护理、早发现、早治疗是关键。

## 仔细检查足部

　　每天在明亮处彻底地检查一次双脚，特别要注意趾间和脚掌部，检查是否有皲裂、破损、抓伤、水疱、红肿、鸡眼、脚癣等。切勿自己用小刀、锉子或者除蚀药去除硬斑、鸡眼和脚垫，即使是很小的伤口，也应及早就医治疗。已经有周围神经或血管病变者，需定期到医院检查足部。

## 适当清洗脚部

　　每天用温和的肥皂洗脚，水温不超过40℃，足部浸泡不要超过10分钟。特别注意清洗脚趾间的皮肤，洗完后用柔软的毛巾轻轻擦干，脚趾间尤其要擦干。

## 不宜用热水泡脚

　　热水泡脚有很多好处，但对于糖尿病患者要特别当心。由于神经病变，足部感知温度的能力降低，长时间热水浸泡，容易造成皮肤烫伤而不自知，引发足部溃破发病。

## 保持足部皮肤柔软

　　秋冬季节可以使用一些润肤膏、橄榄油来保护脚部皮肤，防止干燥裂口。

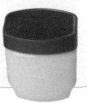

## 剪趾甲时要小心

将趾甲剪平并修光滑即可，不要把趾甲剪得太短，否则容易引发甲沟炎而造成足部感染。

## 不要热敷足部

糖尿病患者脚部对温度的变化不敏感，所以，秋冬季节不要用热水袋、暖宝、暖炉、电热毯等直接暖脚，否则很容易被烫伤皮肤，造成溃破。

## 防治足癣

足癣也叫脚气，一般夏重冬轻，汗脚、脚臭者多见。长期不愈的指间糜烂往往会继发链球菌感染而造成足部溃烂坏死，不可不防。有脚气者一定要穿透气的鞋袜，保持脚部干燥，避免用力抓痒，积极涂药治疗脚癣为要。此外，不要吃辛辣、油腻、上火的食物，饮食清淡，多吃除湿热的瓜果蔬菜，也可起到一定的防治作用。

## 选择合适的鞋子

鞋子应宽松柔软，舒适合脚。鞋不能挤脚，以圆头为佳，勿穿尖头鞋。鞋底应柔软有弹性，不能过硬。不宜穿高跟鞋或夹趾凉鞋。鞋子如果在脚趾、脚掌或脚踝处有磨脚的地方，最好加防护垫（网上有卖各部位的防护垫，便宜又好用，不妨一试）。另外，尽量不要在室内外赤脚行走。

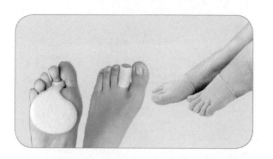

## 穿保暖透气的袜子

注意脚部的保暖，秋冬选用透气吸汗的纯羊毛或纯棉袜子，夏季则可选择速干袜，以防脚气。现在流行的五指袜能充分保护每个脚趾，避免摩擦挤压，四季均可穿着。袜子同样不能太紧，以免影响血液循环，同时袜子应每天更换，保持清洁干爽。

# 调饮食，防感染，减缓肾病发展

糖尿病性肾病是糖尿病重要的并发症之一，也是糖尿病不断发展、恶化后的一个趋势。一旦肾脏发生病变，就会影响人体代谢物的排出，严重时会出现肾功能衰竭、尿毒症等，危及生命，致死率很高。因此，预防和减缓肾病的发生、发展，养护好肾脏，对糖尿病患者非常重要。

## 严控血糖

高血糖是糖尿病性肾病发生发展的基本因素，血糖控制在正常水平，常能使早期肾脏病理改变。所以，从预防的角度看，严格控制住血糖才是根本方法。

## 不使用肾毒性药物

庆大霉素、链霉素、丁胺卡那霉素、磺胺类药物和一些解热止痛药物，对肾脏有损害作用，尽量少用。

## 治疗高血压

抗高血压治疗，对于延缓肾小球滤过率下降速度很重要，应该说与控制血糖同样重要。

## 多喝水

水分不要盲目限制，要根据水肿、血压变化情况决定水的摄入量。一般应保证每天喝1500毫升以上的水，以白开水、矿泉水、绿茶为佳。

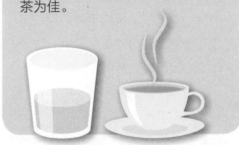

### 严格限盐

轻微水肿、高血压的患者，应低盐饮食，每日3~5克盐，不要吃咸蛋、咸菜等。

有明显水肿和高血压时，应禁盐，可用无盐酱油、醋、姜、蒜等调味品增进食欲。

如果已经出现肾病，尤其是排尿功能出现障碍者，不可食用低钠盐，因其含钾较高，较多的钾不能有效排出体外，堆积在体内会造成高血钾，容易发生心律不齐甚至心衰。

☞同理，已发肾病者应少吃香蕉、橙子等高钾食物。

### 控制蛋白质摄入

蛋白质摄入过多会增加肾脏负担，因此，肾功能不全及尿素氮很高时，应及时减少蛋白质摄入量，不仅对肾功能不全有利，而且有助于减少尿蛋白排出量。一般每日蛋白质摄入量不超过30~40克，且以容易吸收的动物优质蛋白质为主，如牛奶、鸡蛋、肉类等。

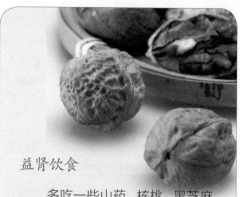

### 益肾饮食

多吃一些山药、核桃、黑芝麻、枸杞子、桑椹、海参、莲子、黑米、栗子、虾等有益肾作用的食物，不仅能减缓肾病发展，对尿频、腰酸腿软、阳痿、视力模糊、失眠、便秘等也有很好的改善作用。

### 要注意防止感染

各种感染都会造成病毒侵害肾脏，或通过机体的免疫反应损害肾脏，如糖尿病患者容易发生的呼吸道感染、尿路感染、皮肤感染、口腔感染等，都会加重肾脏损害。

血糖控制不佳的糖尿病患者，免疫功能明显减弱，患感染的几率远高于正常人。所以，注重个人卫生、远离不良环境、加强自我保护是糖尿病患者预防各类感染的必需措施。

# 护理好肌肤，不让瘙痒烦心

糖尿病患者患皮肤病的比例约为25%~30%，这也是糖尿病并发神经病变的一种反应，因此，在日常生活中，应对皮肤状况引起高度重视。如发现有外阴瘙痒、下肢溃疡坏疽、皮肤感染、疱疹、皮疹、水疱等皮肤问题，切勿自行涂药或抓挠、挑破，应及时就医治疗。

## 控制血糖最为关键

很多糖尿病患者的皮肤病瘙痒程度与其血糖值呈正比，如果血糖降不下来，单纯治疗皮肤病的效果并不好，而只要控制好血糖，皮疹、瘙痒等症状即可逐渐消退。所以，配合医生控制好血糖是最为关键的。

## 注重卫生，不给感染留机会

糖尿病患者要特别注意个人卫生，护理好肌肤。做到勤洗澡、勤换衣，内裤和袜子每天都要换洗，并在阳光下晾晒干透。毛巾、拖鞋不可混用。没条件每天洗浴的，最好每天用湿纸巾擦洗外阴，保持卫生。

## 少用肥皂和浴液

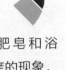

经常使用碱性的肥皂和浴液，反而会加重皮肤瘙痒的现象，尤其是年龄较大的糖尿病患者，日常洗浴时以清水冲洗为主，每1~2周用一次浴液就可以了。

## 小心抓痒

实在痒的话，可以用手指按压周边止痒，最好不要用力抓痒，否则不仅会越抓越痒、心情烦躁，还容易抓破皮肤，引起感染。

# 为了母子健康，关注糖耐量异常

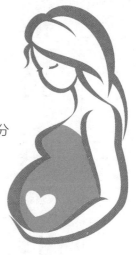

怀孕中晚期，孕妇出现糖耐量异常的现象比较多，一部分发展为妊娠糖尿病，它不仅可使孕妇发生妊高征、产科感染、难产、早产、流产等，胎儿也可能发生畸胎、巨大胎、新生儿呼吸窘迫综合征等，严重危害母子健康。因此，在怀孕期间一定要特别关注血糖情况，出现了糖耐量异常时，及时调理，就完全可以避免妊娠糖尿病的发生。

## 这些孕妇要当心

❶ 年龄超过30岁。

❷ 肥胖、妊娠前体重超过标准体重20%，或妊娠后盲目增加营养、进食过多、活动过少、体重增加太多的孕妇。

❸ 直系亲属中有患过妊娠糖尿病的人。

❹ 直系亲属中有糖尿病患者。

❺ 以往妊娠时曾出现过妊娠糖尿病。

❻ 生过巨大胎儿（体重大于4千克）的孕妇。

## 控制体重增加

孕妇在整个孕期平均增重12.5千克比较合适，体重增长过快、过大，都不利于血糖控制。为了控制体重，孕妇需合理控制总热量摄入。妊娠初期不需要特别增加热量，中后期应依照孕前所需的热量，每天增加200千卡，即每天每千克体重25～35千卡。在饮食上，不必过于进补大鱼大肉，切忌暴饮暴食，营养均衡最重要。

## 保持适当运动

怀孕后过度安胎、活动不足也是引起血糖异常的原因。一般在怀孕中后期，胎儿已经相当安全，孕妇可进行适当的运动，有利于母子健康。

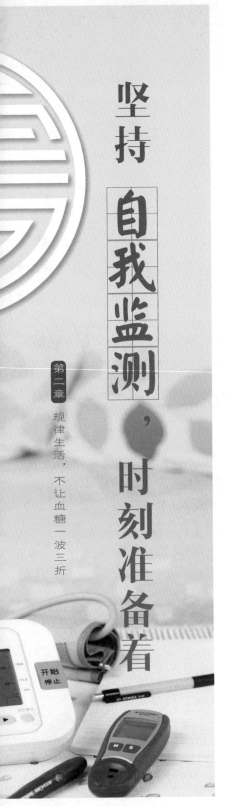

坚持自我监测，时刻准备着

第二章 规律生活，不让血糖一波三折

# 自我监测都要测什么

自我监测是糖尿病整体治疗的一个重要组成部分，是"五驾马车"之一。在生活中做好自我监测，便于及时掌握病情的发展及控制状况，给医生调整用药提供参考，也有利于预防、发现和治疗各种并发症，起到延缓病情发展，指导合理饮食、运动，改善生活质量的作用。

自我监测的内容主要有以下几项。

❶ 日常症状：在何时出现哪些不适，到什么程度，以前的不适症状有何发展或改善等。

❷ 代谢控制指标监测：尿糖、血糖、糖化血红蛋白、血脂等指标。

❸ 慢性并发症监测：尿蛋白与肾功能、眼底检查、心电图等（按监测日期保留医院化验单）。

❹ 其他体征：血压、体重、腰围等。

❺ 用药状况：服药（或注射胰岛素）的时间、药量以及服药后的反应。

❻ 饮食日记：记录每天摄入热量的情况。

❼ 运动情况：每日活动量（折合步数计算，详见第三章）。

☞ 除了糖化血红蛋白、尿糖、尿蛋白与肾功能、眼底、心电图需要去医院检查外，其他各项均可在家完成自我监测。

# 再忙也别忘了定期做检查

糖尿病患者可以自己在家完成监测每日血糖、测体重、测血压、记录饮食及运动情况等事项，但也必须隔一段时间去医院做一些更为准确的检查，这样对糖尿病的治疗来说，无疑是最可靠的依据。

如在血糖比较稳定、没有出现并发症的情况下，需这样做检查。

❶ 每2~4个月1次：静脉血检测血糖，糖化血红蛋白检查。

❷ 每6个月~1年1次：血压、血脂、眼底检查、神经系统检查、肝功能检查、肾功能检查、心电图检查。

☞ 血糖和血压虽然都可在家自测，但家用仪器不如医院仪器灵敏准确。血糖应以抽静脉血测血糖为准，而血压应以水银柱血压计测量为准。

如果血糖控制不好，已经出现了不同程度的并发症，则应定期到相应科室检查与治疗。

## 居家自我监测需要准备的物品

**家用血糖仪**
快速测量血糖的仪器和相应的试纸。

**体重计**
称体重的小地秤。

**腰围尺（软尺）**
测量腰围用。

**家用血压计**
上臂式电子血压计在准确性及方便性上更好。

**笔记本**
记录检查结果、血糖数值、体重变化等，每次去医院要给医生看。

# 家用血糖仪该怎么选，如何用

医院门诊的静脉血血糖测试满足不了全天血糖监控的要求，尤其是对于使用胰岛素或口服降血糖药物的糖尿病患者，因此自己在家监测血糖十分必要。目前市场上的家用血糖仪品种很多，操作方便，体型小巧，可以随身携带，即便出门在外，也可随时监测血糖变化，已经成为糖尿病患者的必备品。

## 怎样选择家用血糖仪

❶ 在购买家用血糖仪时不要图便宜，要"买好不买坏"，好的品牌和质量永远是第一位的。

❷ 因不同厂家生产的血糖仪与试纸是配套的，互不通用，所以，要买能保证试纸供应的血糖仪。

❸ 血糖值是以抽静脉血测的血糖最为准确，家用血糖仪在指尖采血，测的是毛细血糖，测试值容易低于静脉血测试值，需要增加适当的比例。因此，最好选择已校准修正好的血糖仪。即便如此，仍应定期将血糖仪拿到医院或售后服务点进行校正核准，以保证血糖仪的准确性。

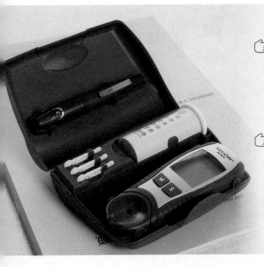

☞ 当血糖仪监测结果与患者临床症状、医院测量血糖或糖化血红蛋白明显不符时，应及时校正血糖仪。因此，在坚持家庭自测血糖的情况下，去医院测静脉血糖仍是必不可少的。

☞ 家用血糖仪有一定局限性的，当血糖超过13.3或低于1.1时，血糖仪就不能显示数字了，而只显示过高（HIGH）或过低（LOW）。此时患者的情况就比较危险了，需尽快到医院取静脉血进行检测，必要时还要查酮体，及时进行治疗。

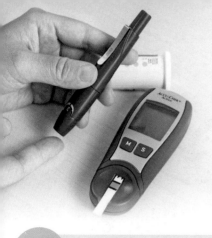

# 血糖仪的使用方法

不同血糖仪的使用方法大同小异。购买后应先阅读说明书，学会如何操作，了解可能影响监测结果的因素，避免因操作不当导致测定结果不准确。

**检查**

应先检查试纸型号代码是否与仪器相配，试纸是否过期或变质，以免出现测量误差。

☞试纸会受到温度、湿度、光线、化学物质等因素的影响而发生变化，因此要注意试纸的贮存，避免潮湿，要放在干燥阴凉的地方，手指不要触及测试区。购买时要选择单独包装、有效期长的。

**采血**

❶ 洗手，采血部位用酒精消毒。
❷ 采血前手臂先下垂30秒，使指尖充分充血。
❸ 将采血针头装入刺指笔中，根据手指皮肤厚度选择穿刺深度。扎针刺破手指后，让血慢慢溢出，取适量血。

☞采血时，最好选择无名指指尖两侧皮肤较薄处，因为手指两侧血管丰富，神经末梢分布较少，针扎不仅不痛，而且出血充分，不会因血量不足影响测试结果。采血部位要交替轮换，别长期扎一个地方。

☞手指消毒后，一定要等酒精挥发干燥后再采血。

☞刺破手指后，切忌用力挤压扎针部位，以免稀释血液标本，使血糖测试结果偏低。

**读取数据**

❶ 将血滴在血糖试纸指示孔上，再把血糖试纸插入血糖仪中。
❷ 等待一会儿，读出血糖值。记录下血糖值和监测时间。

☞也有的血糖仪需先将试纸插入血糖仪中，再将血滴在试纸上。

☞测试时试纸条应完全插到测试孔的底部，否则容易测试不准。

**仪器保养**

定期用棉签或软布蘸清水擦拭血糖仪，清除血渍、碎屑、灰尘等。平时要将血糖仪放置在干燥清洁处，不要让小孩、宠物触及。

# 监测次数和时间安排有讲究

　　糖尿病监测要为治疗提供依据，要尽可能科学、准确。监测的次数和时间要根据病情的实际需要来决定。患者应遵照医生指导，按照稳定的规律去详细记录血糖值。

❶ 血糖稳定的糖尿病患者不必频繁地测血糖。一般每 1~2 周测 1 天空腹、餐后 2 小时和睡前血糖。使用胰岛素的患者，应测早晨空腹血糖、餐前及餐后 2 小时血糖以及睡前血糖，必要时还需测定午夜血糖。

❷ 开始应用胰岛素或口服降糖药及需要调整治疗方案或更改药量时，要勤测血糖。一般在开始调整剂量的前2周，每周应连续测3天空腹、餐后2小时和睡前血糖，以便了解不同时间内血糖的控制情况，确定适宜的药物剂量。

❸ 当近期经常出现低血糖时，最好监测餐前血糖和夜间血糖，因为低血糖更常发生于餐前和夜间。而当近期血糖常常较高时，应该监测空腹及餐后 2 小时血糖，这样更能准确地反映出血糖升高的程度。

❹ 血糖不容易控制的1型糖尿病患者、胰岛素功能差的2型糖尿病患者，以及血糖波动大或合并有其他疾病者，应增加血糖测定次数，一般为每周测2~3次全天7个点的血糖。血糖比较稳定时，可酌情减少测定次数。

❺ 出现各种打乱平时常规生活的情况（如生病、手术、外出等）时，应加强血糖监测次数。在某些特殊情况下，还要进行随机血糖监测，如糖尿病患者在运动前后和饮酒之后容易发生严重低血糖，这个时候检测血糖很有必要。再如，糖尿病患者驾车外出前也应检测血糖，因为低血糖状态下驾车是非常危险的。另外，在感冒发烧、情绪波动、自我感觉不适时也需要加测血糖。

根据病情安排的血糖监测次数和时间

| 患者病情及状况 | 监测次数 | 一天测血糖的时间点 | | | | | | | | |
|---|---|---|---|---|---|---|---|---|---|---|
| | | 1 | 2 | 3 | 4 | 5 | 6 | 7 | 8 | 9 |
| | | 空腹血糖 | 早餐后2小时血糖 | 午餐前血糖 | 午餐后2小时血糖 | 晚餐前血糖 | 晚餐后2小时血糖 | 睡前血糖 | 午夜血糖 | 随机血糖 |
| 血糖较稳定的患者 | 每1~2周测1天 | √ | √ | | √ | | √ | √ | | |
| 使用胰岛素的稳定患者 | 每1~2周测1天 | √ | √ | √ | √ | √ | √ | √ | | |
| 开始用药或调整药量 | 用药前2周，每周连续测3天 | √ | √ | | √ | | √ | √ | | |
| 近期出现低血糖 | 加测 | √ | | √ | | √ | | | √ | |
| 近期血糖较高 | 加测 | √ | √ | | √ | | √ | | | |
| 血糖控制不稳，波动大 | 每周测2~3天 | √ | √ | √ | √ | √ | √ | √ | | |
| 生病、外出、运动、饮酒、激动 | 加测 | | | | | | | | | √ |

☞ 一日多次的血糖监测更能准确反映患者血糖变化的全貌，不同时点有不同的临床意义，有利于病情判断。如果只根据一次血糖监测结果，或不定时的随机监测结果来判断病情，往往会出现偏差。因此，理想的自我血糖监测，应当是每天多时点测定血糖。其中1~7为全天7个点的"血糖谱"，是比较完整的血糖记录，而8~9则是特殊情况下需要加测的，也有一定的参考价值。

# 不同时点的血糖都反映什么

## 空腹血糖

空腹血糖指隔夜空腹8小时以上，早餐前采血测定的血糖值。它可反映患者在无糖负荷刺激状态下的基础胰岛素的分泌情况，以及凌晨血糖升高的情况（黎明现象）。

❶ 一般指早晨6~8点的血糖，早8点以后就失去了早餐前血糖的意义。

❷ 应做到禁食8～10小时，夜间保证良好睡眠，避免熬夜。头天晚餐应保持常规的饮食和用药。

❸ 采血前不用任何降糖药，不吃早餐，不运动，不抽烟，不喝咖啡、浓茶等刺激性饮料（可少量饮白开水）。

❹ 中、晚餐前测定的血糖是餐前血糖，不能称为空腹血糖。

## 餐后血糖

餐后血糖是指用餐后2小时的血糖值。在进行饮食控制及药物治疗期间尤要注意监测，是进行糖尿病筛查、反映饮食状况以及治疗效果的重要指标。不少早期糖尿病患者空腹血糖并不高，而餐后血糖明显升高。

❶ 测量时间是早、中、晚餐从吃第一口饭时开始计时，2小时后测血糖。

❷ 既然要体现治疗效果，吃饭、运动、用药、生活中各种情况就要和平常一样，不能为了测量而当天少吃饭或停止用药。

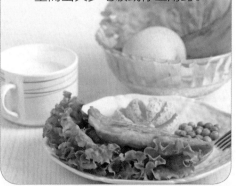

## 餐前血糖

　　餐前血糖指午餐前和晚餐前的血糖，它可以体现血糖的最低值，有利于观察用药效果以及是否有低血糖现象的发生，对调整用药、尤其是调整胰岛素的使用有一定作用。

## 睡前血糖

　　监测晚上睡觉前血糖，可反映胰岛细胞对进食晚餐后高血糖的控制能力，有助于指导加餐，防治夜间低血糖，保证睡眠安全。

## 午夜血糖

　　午夜血糖是指夜间3点左右的血糖。监测午夜血糖有助于发现有没有夜间低血糖现象的发生，明确空腹高血糖的真正原因，以调整用药。

　　尤其是睡眠中有不舒服的症状或早晨高血糖的患者，应加测睡前及夜间3点左右的血糖，以指导治疗。

## 运动前后血糖

　　运动前后的血糖属于一种随机血糖监测。由于较为剧烈的运动使机体处于应激状态，运动初期血糖会有所升高，随着运动时间的延长和体力的消耗，血糖会降低甚至发生低血糖。因此，监测运动前后的血糖有助于指导自己制定合适的运动时间和运动强度。

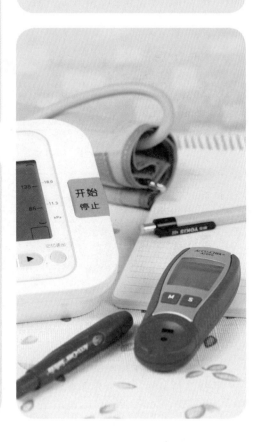

# 血糖控制标准
# 不能"一刀切"

糖尿病患者的血糖值在什么范围内,就是平稳或控制良好呢?

一般糖尿病患者即便在治疗过程中,血糖水平也很难达到正常人的水平,因此,只要达到以下水平,同时又不发生低血糖或并发症,就可以认为血糖控制良好了。

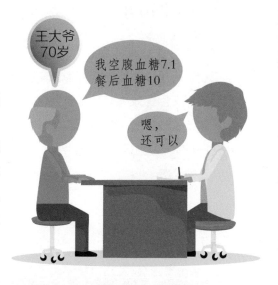

| 血糖指标 | 理想 | 良好 | 较差 |
|---|---|---|---|
| 空腹血糖<br>(mmol/L) | 4.4~6.1 | 4.0~7.8 | >7.8 |
| 餐后2小时血糖<br>(mmol/L) | 4.4~8.0 | 6.0~10.0 | >10.0 |
| 任何时间随机血糖<br>(mmol/L) | ≤7.8 | ≤11.1 | >11.1 |
| 糖化血红蛋白<br>(%) | <6.5 | 5.5~7.5 | >7.5 |

由于个人年龄、体质、病情的差异,血糖控制目标也因人而异。患者应谨遵医嘱,根据自身情况确定血糖的适当范围。

☞鉴于老年人容易发生低血糖,制定的血糖标准可略高一点,千万不要因为严格控制血糖而发生更加危险的低血糖情况。

# 每天注意观察，记录点滴变化

糖尿病患者在进行自我监测时，最好能详细填写"日常监测日记"（空白表见附录），看病时一定要携带此监测日记本给医生查看，便于医生调整用药。

❶ 详细记录每日测血糖结果：记录每一次的血糖测量结果。用彩色笔把血糖超标值涂上红色，血糖偏低值涂上蓝色，以方便查看。

❷ 记录用药情况及不适症状：每日用药的品种、数量及时间。记录出现的各种不适：如某一天服药后有何不适反应，运动后的不适，眼睛、四肢、手足、排尿等出现的细微改变等，均应有所记录，便于及早发现药物不良反应、并发症等。

❸ 记录体重、血压等状况：自测的体重、血压数值。

❹ 回顾血糖记录，找出规律：仔细查看血糖记录，就可以看出早晚、进食、服药等前后的血糖变化情况，从而找到血糖变化的规律，了解血糖在何时、为什么会高或低的原因。对那些不在血糖控制范围内的值，对应地检查你的饮食日记，及时改变不合理的饮食及生活习惯。

"日常监测日记"示例

| 日期 | 用药情况 | 不适症状 | 血糖记录 | | | | | | | | | 体重 | 血压 |
| | | | 1 空腹血糖 | 2 早餐后2小时血糖 | 3 午餐前血糖 | 4 午餐后2小时血糖 | 5 晚餐前血糖 | 6 晚餐后2小时血糖 | 7 睡前血糖 | 8 午夜血糖 | 9 随机血糖 | | |
| 5.1 | 8:00 二甲双胍1片 | | 7.1 | | | 10 | | | | | | 75 | 150/94 |
| 5.10 | 同上 | | 7.4 | 10 | | 11 | | 10 | 8 | | | | 140/87 |

# 积极运动，有效的自然降糖法

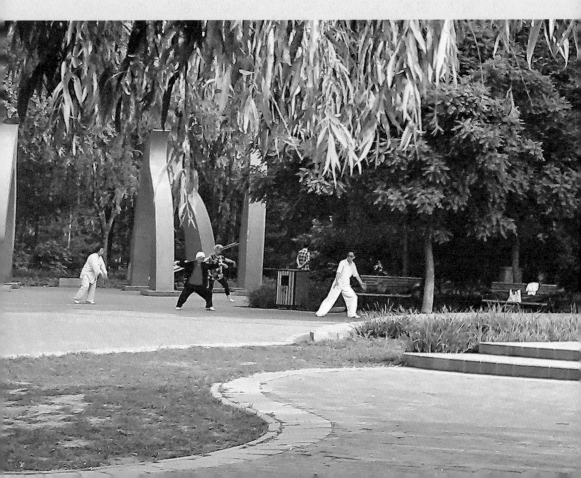

运动能增强心肺功能，增加胰岛素的敏感性，降低血糖、血压和血脂，减少低密度脂蛋白，增加高密度脂蛋白，对防治动脉粥样硬化很有益处，并能控制体重，减少体内脂肪堆积，降低2型糖尿病、中风、冠心病、骨质疏松等的风险。不仅如此，运动也是调节心理状态的良药，能让人增强自信心，减轻压力，缓解焦虑、抑郁及孤独感，改善睡眠，延缓老年人认知能力的下降。

"养生之道，常欲小劳。"——孙思邈

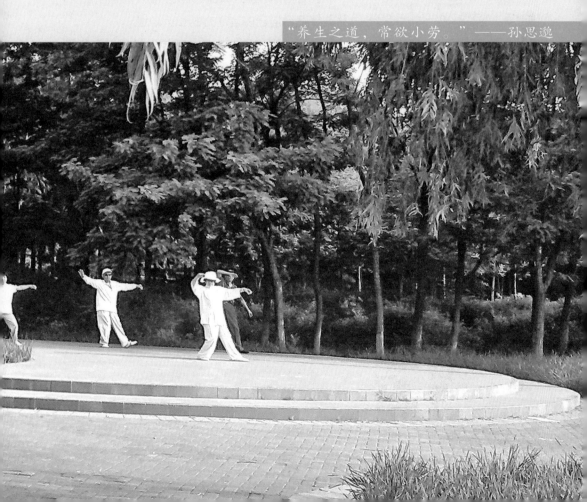

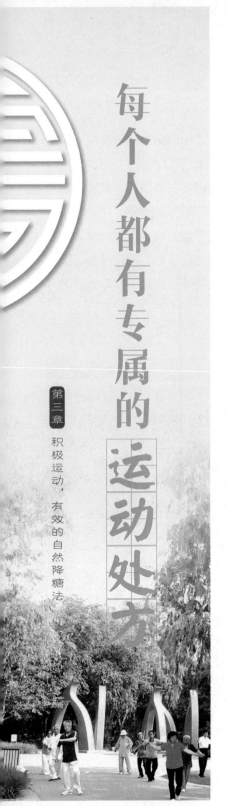

每个人都有专属的**运动处方**

# 不是每个糖尿病患者都适合运动

运动疗法也是糖尿病治疗的"五架马车"之一，是与药物治疗、饮食治疗并重又相互配合的必需措施，尤其对于2型糖尿病患者的综合管理具有重要作用。运动疗法要遵循下列原则。

① 运动疗法并非人人皆宜，糖尿病患者在制定运动方案前，最好先咨询医生的意见，对自身病情、身体耐受程度进行必要的评估，特别是心肺功能和运动功能的医学评估，再选择适合自己的运动方式和运动量。

② 最好选择简单、方便、不需要特殊设备和投入，且利于长期坚持的项目。

③ 每次的运动要达到有效运动量，才能达到降低血糖、控制病情的目的。

④ 运动疗法不能操之过急，应从轻度活动开始，根据耐受能力逐渐增加活动量，但不要超过心肺及关节的耐受能力。

⑤ 减少静坐时间，养成好动、活跃的生活习惯，增加日常活动量，培养多种运动兴趣。

⑥ 运动前后要加强血糖监测，运动量大或激烈运动时应调整食物及药物，以免发生低血糖。

⑦ 在运动的同时，别忘了控制好饮食。

⑧ 把每天的运动情况记录一下，有利于自我监督。

## 哪些糖尿病患者适合运动

❶ 非胰岛素依赖型的2型糖尿病患者、成人肥胖型患者最为适宜。

❷ 经饮食控制和药物治疗后，病情好转或控制良好的胰岛素依赖型糖尿病患者，正在口服降糖药或注射少量胰岛素时，体育疗法也安全有效。

❸ 有动脉硬化、高血压、冠心病等糖尿病合并症，但病情较轻者，可进行适度的体育活动，应根据病情的轻重、耐力情况、运动后的反应等，采用适当的运动方式与运动负荷，如步行、广播体操、太极拳等。

## 哪些糖尿病患者不宜运动

❶ 1型糖尿病、空腹血糖 >16.7毫摩尔/升、明显的低血糖或血糖波动较大的患者，在血糖控制好之前，最好不要运动。

❷ 有明显的眼底出血、视网膜剥离及青光眼者，应在病情得到有效控制后再参加运动。

❸ 有糖尿病性肾病，尿中有蛋白、红细胞者应主动减少运动量。

❹ 血压明显升高，大于170/110毫米汞柱者应暂停运动。

❺ 有严重的心律失常、心功能不全、心绞痛或心肌梗死者应中止运动。

❻ 有明显的糖尿病性神经病变，影响四肢、肌肉的感觉和运动者，应在有效的保护和监测下进行运动，糖尿病足者应降低运动量，严重者避免体育锻炼。

❼ 合并急性感染、肝肾功能不全以及尿中有酮体者禁止运动。

❽ 妊娠、腹泻、呕吐、不能进食、有低血糖危险，以及血糖太高，胰高素用量太大，病情易波动者，慎用或不用运动疗法。

# 运动量多了少了，如何确定

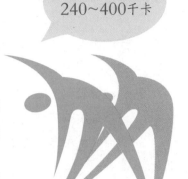

每天运动消耗240~400千卡

## 以消耗热量来确定

掌握合适的运动量，才能达到锻炼目的。运动量太小，没有疗效；而运动量太大，反而会造成血糖起伏过大、疲劳加重等不良反应。

一般来说，一日运动的消耗量应在240~400千卡比较好。最初运动从每日240千卡开始，逐渐增加运动量。

以下每种运动在所列出的相应时间内锻炼，平均消耗约80千卡热量。随着运动时间的延长，所消耗的热能会逐渐增加。

部分运动消耗热量表

**80千卡**

| 运动程度 | 持续时间 | 运动种类 |
| --- | --- | --- |
| 最轻运动 | 30分钟 | 散步、购物、做家务、打太极拳 |
| 轻度运动 | 20分钟 | 中速步行、跳交谊舞、做广播体操、平地骑车、打台球 |
| 中度运动 | 10分钟 | 爬山、平地慢跑、打羽毛球、上楼梯、划船 |
| 强度运动 | 5分钟 | 跳绳、游泳、举重、打篮球 |

☞ 糖尿病患者一般体质都比较弱，因此在开始进行运动疗法时，应从短时间的轻微活动，即小运动量开始，随着体质的增强，逐渐增加活动量，并延长活动时间，这样对糖尿病患者更为安全。

# 以千步当量来确定

中等速度步行10分钟，约为1千步。我们可以用这个标准来度量你每天的身体活动量。每日运动量可以通过折算成千步当量来计算（折算表详见本书附录4）。

这种方法的好处是不拘形式。不用每天必须走路几千步，而是累计日常生活、工作、出行和运动等各种形式的活动，这些都可以换算为1千步的活动量，只是不同活动完成1千步活动量的时间不同。

一般健康成年人每天应不少于6千步，而糖尿病患者可适度增加一些，根据自己的身体状况，以每天6千步~1万步为宜。年轻、肥胖、病情稳定的糖尿病患者可增加至1.2万步。

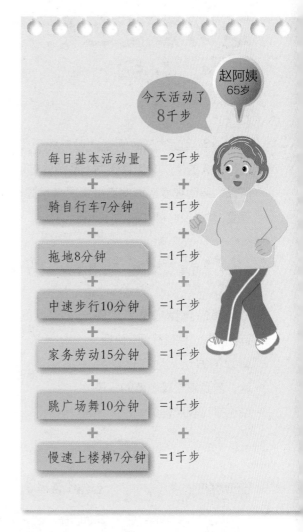

# 以运动疗效来确定

除以消耗热量确定外，还可以运动疗效作为判断标准，以1~2个月作为一个时间段。可根据自觉症状、客观检查等进行综合判断。

自觉症状方面，以运动后有爽快感、充实感及疲劳感为指标。

客观检查包括血糖各项指标控制良好、体重减轻、血压及血脂下降等。

# 运动强度也要因人而异

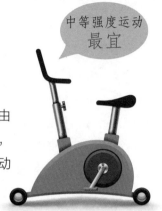

中等强度运动
最宜

中等强度的长时间运动最有利于降糖、减重。但由于每个人的体质、年龄不同，能承受的运动负荷也不同，所以，运动强度应根据自身状况来掌握，并结合平常运动程度、体力及心肺功能循序渐进。

## 以自我感觉判断运动强度

通过自我感觉来判断运动强度，是最简便、快捷、有效的方法，对有运动经验、自我感觉较敏感的人来说也是比较准确的。

进行中等强度活动时，以如下感觉为适度。

☞ 运动后感到心跳和呼吸加快。
☞ 自我感觉适度地用力，但不吃力。
☞ 可以随着呼吸的节奏连续说话，但不能唱歌。

### 自我感觉的运动强度

| 运动强度 | 自觉疲劳程度 | 心率 | 最大耗氧量 |
|---|---|---|---|
| 低强度 | 疲劳感较轻，运动后无汗、无发热，脉搏无明显变化，人有较轻松的感觉 | 基础心率+20% | 20% |
| 中强度 | 感觉稍累，轻松愉快。适度出汗，肌肉略有酸胀感，食欲、睡眠良好，次日精力充沛 | 基础心率+（40%～60%） | 40%~60% |
| 高强度 | 感觉累，运动中相当吃力，但能坚持到运动结束，有乏力、肌肉酸痛感 | 基础心率+80% | 80% |
| 极高强度 | 感觉很累。非常吃力，胸闷、心慌、气短，不能坚持到运动结束。饮食、睡眠均受影响 | 基础心率+100% | 100% |

☞ 基础心率为清晨起床前的心率。

# 以心率判断运动强度

运动强度可根据运动时相应的心率数做出判断。

**计算公式**

中等强度运动心率（次/分钟）= 150 – 年龄

体质较好、年轻者可达到 170 – 年龄
相当于最大耗氧量的60%
运动不宜超过此心率

**李先生**
**45岁**

糖尿病早期，体质较好。

适宜运动心率为：
150 – 45 = 105次/分钟

不宜超过：
170 – 45 = 125次/分钟

☞ 70岁以上的老年人不完全适用此公式，应根据体质和自我感觉确定运动强度。

## 运动时的适宜心率

| 年龄（岁） | 18~29 | 30~39 | 40~49 | 50~59 | 60以上 |
| --- | --- | --- | --- | --- | --- |
| 心率（次/分） | 120~130 | 110~120 | 100~110 | 90~100 | <100 |

## 测运动心率的方法

❶ 运动后即刻计数脉搏10秒，将脉搏数乘以6得出。

❷ 佩戴可测量心率的运动腕表。目前市售品种很多，物美价廉，非常方便。

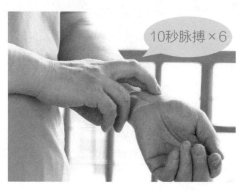

10秒脉搏×6

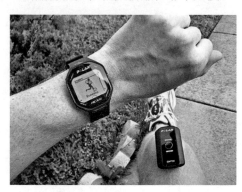

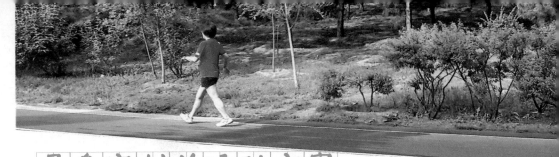

# 量身定制的运动方案

## 怎样选择运动方式

　　运动的方式可以多种多样，应依据病人的年龄、性别、身体情况、糖尿病的类型与程度，有无合并症及患者以往的习惯等具体情况而定。此外，运动项目要定期评估，适时调整运动计划。常采用的锻炼方式有步行、慢跑、广播操、太极拳、打球、游泳等。在选择时要特别注意以下几点。

**有氧运动为主**
每周4~5次，每次30分钟以上

　　有氧运动是指富有节奏性、持续性、时间较长、运动强度中等的恒常耗氧运动。对于提高心肺功能、促进人体代谢最为有益，安全性也较高。如快走、慢跑、骑自行车、太极拳、保健操、乒乓球、羽毛球、高尔夫球等。

　　避免参加对抗性及用力过猛的运动，尤其是有身体直接接触的运动，如足球、篮球等，严防消耗过大或受伤。倒立等体位改变过大的运动不宜并发心血管病者。

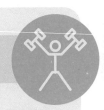

**力量训练为辅**
每周2次，每次20分钟

　　肌肉力量训练也具有控制血糖的作用，与有氧运动联合进行，可更大程度地改善代谢功能。力量运动可增加肌肉重量，减少体脂量，改善胰岛素的敏感性，对骨骼、关节和肌肉的强壮作用更大，可延缓身体老化。但必须考虑不要加重心血管系统和骨关节系统的负荷，以保证运动安全。如果没有禁忌症，可进行中度抗阻肌肉运动，如俯卧撑、哑铃等力量练习，对控制体重、降糖、降脂效果更好。

超重或肥胖的糖尿病患者每天运动量应达到8千步~1万步。对于体重过高的肥胖者，为了减轻膝关节的压力，预防关节损伤，开始运动可选择膝关节承重小的项目，如平地自行车、固定自行车、游泳、水中漫步等，不要做或少做登山、上楼梯、跳绳等运动。

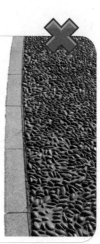

不建议进行踩石子锻炼，以免脚部挤压划破，引起感染，并发糖尿病足。

# 运动要分段进行

运动过程要循序渐进，很多运动伤害都是由于准备活动不到位造成的。尤其对于糖尿病患者来说，平时运动量本来就不多，突然开始运动，身体往往不能适应，所以，要特别注意采用三段式运动法。

| 准备活动 | 主要运动 | 放松活动 |
|---|---|---|
| 5~10分钟 | 20~60分钟 | 5~10分钟 |
| 即热身运动，多采用拉伸、柔韧运动，活动强度比较小，如广播体操、健身操等。目的是放松和伸展肌肉、提高关节灵活度和心血管的适应性，预防运动诱发心脏不良事件及运动性损伤。 | 包括长时间有氧运动以及适度的肌肉力量锻炼。一次性运动时间至少持续20分钟以上。运动方式可根据自身情况自由选择。 | 又称整理活动，目的在于降低心率、使紧张的肌肉得以放松、让血液缓慢回流心脏，避免诱发心脏事件，是运动结束前必不可少的一部分。放松方式可以是慢节奏有氧运动的延续或是柔韧性训练，如原地踏步、伸展操等。 |

# 降糖最有效的八大运动

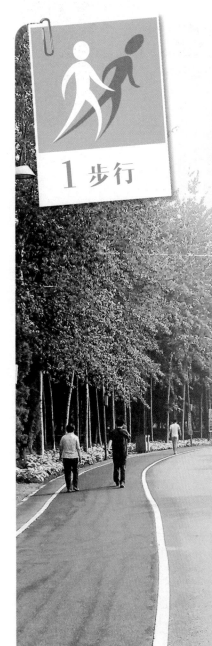

**1 步行**

简单的步行是人类最佳的运动方式，也是糖尿病患者最好的运动方式。研究证明，一个人如果每天快步走约1个小时，就可降低约五成患2型糖尿病的危险。

步行是最安全、柔和、简便、适应面最广，同时也是最容易坚持下来的运动。有节奏的长时间步行，能全面改善人体代谢状况，提高心肺功能，提高胰岛素敏感性，降低三高，帮助减肥，有益睡眠，提高免疫力，让人心情愉悦。

1 步行应坚持每天1次，每次30分钟，也可分段少量多次进行。

2 步行时挺胸抬头，步伐大小适中，保持一定的节奏。摆起手臂，也可适当拍打胸腹及腰背。

3 步行以中速最宜（约10分钟1千米的速度），以微微出汗、感觉轻松愉快为度。

4 要选择平坦整洁的道路，最好在专业的塑胶步行道上步行，更轻松省力，降低疲劳感。不要赤足行走，更不要走坑坑洼洼的道路或鹅卵石小路，因为糖尿病患者多伴有外周神经病变，皮肤感觉迟钝，对伤痛不敏感，往往受伤后还不知道。

**2 慢跑**

慢跑更适合体质较好的中青年糖尿病患者，可以促进人体血液循环，增强活力和心肺功能，消耗过剩的能量，改善人体代谢障碍，减轻体重，对高血压、高脂血症、糖尿病及肥胖人群非常有益。

① 慢跑前要先做些准备活动，伸展肢体或活动一下膝盖、脚踝等关节部位，做个热身。

② 选一双轻便的运动鞋或跑鞋。选择有塑胶跑道的场地最佳，可减振保护，跑起来轻松不累。

③ 每次跑15~30分钟或3公里比较适宜，可由少逐渐增多，慢慢适应。速度不宜太快，步伐小一些，腿不要抬太高，让手臂自然摆动。

④ 也可慢跑、快走相结合，交替进行。

**3 骑自行车**

骑自行车不仅是一种有效的有氧锻炼，能有效降糖、降压、降脂，还能增强腿部力量和全身的平衡、协调能力。骑车的运动量适中，对关节的损伤较小，尤其适合超重、肥胖的糖尿病患者。骑自行车可分为室外、室内两种，均可采用。

① 骑自行车一般以中速骑行为宜，每天1次，每次30分钟。微微出汗效果最好。

② 室外骑车要选择道路平顺、环境好、空气佳的场所，避免颠簸、陡坡、人多车多等路况。

③ 骑行要注意保暖、防风，不要骑太快或带人。

**4 游泳**

人体在水中运动时不容易感到疲劳，对关节的损伤也小，并能消耗脂肪、促进代谢、减轻体重，非常适合体重较大的糖尿病患者。经常游泳，还可改善失眠、便秘、情绪烦闷等状况。

❶ 以中慢速为宜，不要憋气快游。每次1~2小时，在水中停留30分钟就上岸休息一下。

❷ 先在岸上做好准备活动再下水，如伸展操等，避免抽筋。水温不宜太低，温泉最宜。

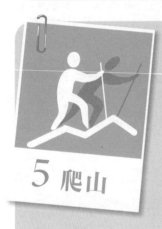

**5 爬山**

爬山也是一项很好的有氧运动，强度适中，适合中青年及体重不是很大的糖尿病患者。爬山对消耗热量、降低血糖和血脂、改善循环和代谢状况很有益处。

❶ 爬山速度慢一些，注意安全，不要勉强，切忌比赛。

❷ 最好爬有缓坡或平缓台阶而上的较低矮的山，不要爬太过陡峭险峻的山或野山。

❸ 选择鞋底较硬、防滑、跟脚的登山鞋。最好带上登山手杖，安全又省力。

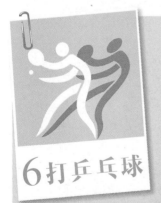

**6 打乒乓球**

乒乓球是一种桌上运动，强调技巧和眼、脑、手的灵敏、协调，运动强度适中，且对全身循环及代谢均有良好的改善效果，适合体质较好的糖尿病患者。

❶ 打球时间不可太长，即使没有感到疲劳，也要经常停下休息。

❷ 兼有高血压者捡球时弯腰要慢一些。

❸ 锻炼第一，比赛第二，不要让情绪太过激动。

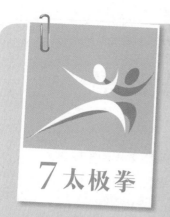

**7 太极拳**

太极拳是我国传统的健身法。它巧妙地融合了气功与拳术的长处，动静结合，刚柔相济，动作舒缓柔和、协调沉稳，还能让人宁心静气，安养精神。一套拳打下来，微微出汗，运动量适中，尤其适合中老年糖尿病患者锻炼。

① 可根据自己的体力和病情，控制动作幅度和时间长短，不必要求完整做完或动作必须到位。

② 建议上、下午各做一次。

③ 要找安静、空气清新之处，在思想上应排除一切杂念，不受外界干扰，调整好呼吸，让身心宁静下来。

④ 吸汗、透气的衣裤，平底、柔软的布鞋，最适宜打太极拳时穿着。

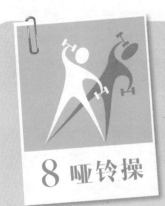

**8 哑铃操**

哑铃操是阻抗性肌肉力量锻炼，是有氧运动的重要补充，对消耗脂肪、强健肌肉和骨骼有很大作用。所谓哑铃操，并没有固定的标准套路，就是在单纯举哑铃的基础上，增加一些肢体动作，以减轻枯燥感，并让更多的肌肉受到负重锻炼。

① 哑铃可从最轻的2磅开始，女性和老年人不宜加重，体质好的中青年男性可从3磅开始逐渐加重。

② 每周2次，每次20分钟为宜。

③ 尽量让上臂做各个角度的屈伸、上举、旋转，最好配合腰部和腿部动作，以达到全身负重锻炼的目的。

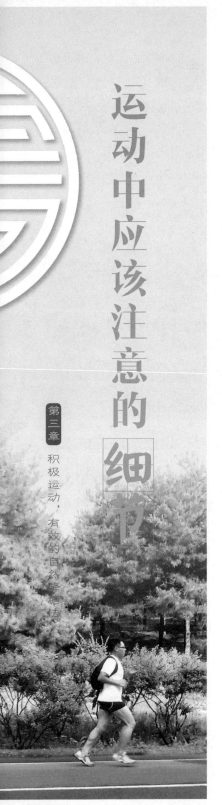

运动中应该注意的细节

# 运动环境影响锻炼效果

自然环境是影响锻炼效果的重要因素，运动宜在公园、林间、花园、草地、田野等空气清新和自然环境良好、清静处进行。

锻炼应避开雾霾天及沙尘天气，远离拥堵的道路，以免吸入大量浮尘、汽车尾气等污染物，影响身体健康。尤其是进行有氧运动时，不良环境下锻炼无异于人肉"吸尘器"。

不少人认为要"夏练三伏、冬练三九"，这对一般健康人是可以的，但糖尿病患者自身免疫功能降低，最好不要在酷热、严寒中锻炼，也不要在雷雨大风时外出锻炼，以免极端天气诱发各类感染及并发症。尤其是兼有心血管疾病的患者，对严寒刺激格外敏感，注意防风保暖最为重要。

天气不好时，可将运动改在室内进行。但应注意，不要长期在地下室进行锻炼。地下室的空气流通性差、缺少阳光照射，阴气重而阳气少，长期在此健身锻炼反而不利于身体健康。

# 运动装备，
# 舒适安全最重要

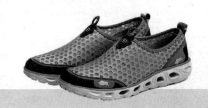

运动中离不开足部受力，如步行太多容易出现水泡、皮损等，而糖尿病患者一旦足部受伤、破损，往往难以愈合，甚至发展到坏疽、截肢。由于末梢神经感觉不敏感，有时出现足部碰伤也没有察觉，很容易留下安全隐患。所以，运动中的防护重点就在足部。

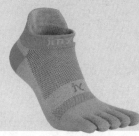

① 最好穿具备保护性功能、宽松柔软的运动鞋，防止新鞋磨脚，避免造成运动磨损、冻伤、冲击伤的发生。鞋头最好能包起来，不要露出脚趾，以防脚趾磕碰损伤。可根据易磨损部位，使用透气的脚垫、鞋垫等，防止皮肤磨损。

② 运动时一定要穿袜子，夏季为防止脚部出汗太多，应穿透气的网眼鞋和速干袜。袜子可选择五趾袜，将脚趾分开可以防止过度摩擦或脚趾叠压挤伤，也有助于脚趾间排汗，预防细菌感染。也可以在脚趾间夹些棉花，以起到保护作用。

③ 运动结束后要仔细检查足部，若有损伤则须停止运动。

运动服的选择以宽松、舒适、透气、保暖为原则，质地可以是纯棉，也可以是速干材质，以快速排汗，保持皮肤干爽，避免细菌滋生而引发各类皮肤感染。

运动服最好有比较大的口袋，可以随身带上手机、钱包、少量零食和急救卡。

如果口袋不够大、装不下时，要准备一个运动腰包，把这些东西随身携带，以备发生危险时用。

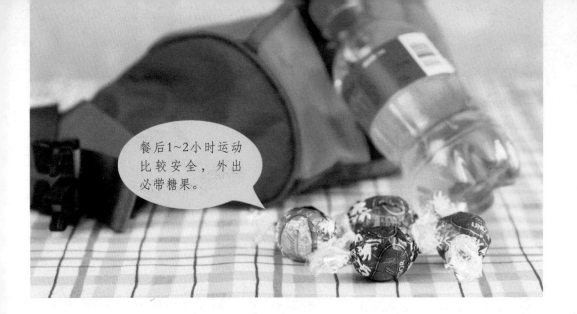

餐后1~2小时运动比较安全，外出必带糖果。

# 千万不要
# 饿着肚子去运动

　　糖尿病患者在运动时要特别小心低血糖的问题，特别是在服药或注射胰岛素的患者，千万不要在饥饿、空腹状态下外出运动，以免诱发低血糖。

① 一般来说，运动适宜在餐后1~2小时血糖较高时进行。如果在用餐2小时以后运动，且运动时间较长时，要在中途适当加餐，以防发生低血糖。外出旅游、远足、登山时也同样如此。

② 运动中一旦出现饥饿、头昏眼花、四肢无力、冒冷汗等症状，则表示血糖过低，继续运动有危险，要立即停下来，及时吃些糖果、饼干、果汁等零食，以快速补充糖分，防止低血糖由轻变重，甚至发展为低血糖昏迷。

③ 近期有过低血糖现象者或注射胰岛素的患者最好在运动前后都测一下血糖。

④ 胰岛素注射后要按规定进餐，切不可禁食和空腹，更不宜在此情况下进行运动。

⑤ 再次强调：糖尿病患者外出时应养成随身带食物的习惯，最好能携带急救卡。

# 尝试不同的运动，避免单一化

糖尿病患者应把运动融入日常生活中，就像每天要吃饭、睡觉一样，成为不可或缺的一项。但它也需要一定的多样性和灵活性，避免因太过枯燥、单一而出现厌烦。

## 找到你最喜欢的运动

每个人的身体条件不同，对运动的喜好也各异。被迫从事不喜欢的运动，即使对健康再有益，也是很难长期坚持下去的。所以，一定要找到你喜欢的锻炼方式。如果觉得步行单调，可选择游泳、登山。不妨多尝试不同的运动，直到找到自己喜欢的运动方式为止。

## 弥补运动量的不足

如果因为忙或天气不好而错过了某个项目的锻炼，没关系，采用其他运动或体力活动，把运动量弥补上即可。如雾霾天不能外出骑车，可在家里打太极拳、做瑜伽等来弥补。

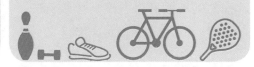

## 达到不同的锻炼效果

每天都做同样的运动，不仅会乏味，效果也不会很好。应当把室内、室外锻炼结合起来，有氧锻炼和力量训练交叉进行。如周一步行、周二游泳、周三哑铃、周四跳舞、周五骑车、周末休息，张弛有度，各部位均能得到有效锻炼，又不会感到重复、单调。

## 扩大朋友圈

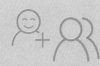

参加新的运动可以认识新朋友，扩大朋友圈，学习新知识，扩展自己的视野，让生活变得更丰富、精彩，消除枯燥、乏味、孤独、烦闷的感觉，对心理健康起到积极作用。尤其是老年人，积极尝试新事物会让人更年轻、自信。

# 过犹不及，运动一定要适度

　　糖尿病患者在从事体力活动和锻炼时，一定要注意适度，不要劳累。不要让身体过于疲劳，避免大汗淋漓、精疲力尽的剧烈运动，否则难以长时间坚持，还容易诱发其他疾病，反而是"过犹不及"。对此古代一些医家早有阐述："不欲饱食便卧，终日久坐……人欲小劳，但其久劳疲极，亦不可强所不能堪耳。"

## 量力而行，循序渐进

　　运动应本着"量力而行，循序渐进"的原则。对于平时体力活动很少、以静坐生活方式为主、刚开始运动的患者，开始锻炼时，应在时间和强度上设定一个较低的目标。如前2个星期每天步行10分钟，当这一目标能够轻松完成后，再确定一个新目标，稍微加大运动强度和运动时间，给身体一个适应的过程，避免突然增加运动量给身体造成意外伤害。

## 运动不适，马上停止

　　运动过程中应感到轻松愉快，身心畅达。

　　如出现任何不适，如腿痛、脚痛、胸痛、胸闷、憋气、眩晕、头痛、肌肉及关节疼痛、视力模糊、恶心等症状，说明运动过度或发生低血糖及并发症，应马上停止运动，在原地休息或尽快到附近的医院进行治疗。

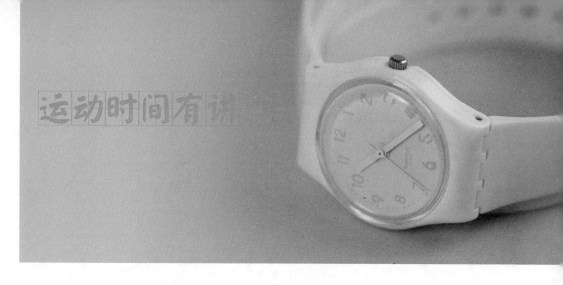

运动时间有讲究

### 最佳锻炼时间

糖尿病患者的最佳运动时间应在餐后1~2小时。

餐前、餐后半小时内不宜运动。餐前运动会增加饥饿感，导致低血糖，而餐后马上运动会影响胃肠的消化功能。

清晨是糖尿病患者的警戒线，有些病人有"黎明现象"，即清晨血糖升高，尤其是兼有高血压、心脏病的患者，清晨容易突发心血管意外。所以在此期间，不要急躁、紧张、生气，也不要参加运动量较大的活动。另一方面，清晨空气污染严重，极易造成呼吸道感染，从而加重病情。因此，外出锻炼不宜在清晨，而是最好定在上午9~10点或下午、傍晚。当然，夏季为避开暑热，锻炼时间可适当早一些。

### 持之以恒才见效

运动疗法效果的出现一般在3~4周，若不能坚持，则效果不好。

一次运动的持续时间至少在15分钟以上，每天30~60分钟，每周5次为宜，不少于3~4次。

运动时间间隔可根据每次运动量大小而定。如果运动量较大，间歇宜稍长；运动量较小，且身体条件较好，运动后不疲劳，可每天运动。

不必每天拿出固定的时间来锻炼，可以将运动贯穿于生活和工作中，如少开车，骑自行车或步行上下班，这样一举两得，既能节省时间，又能起到辅助治疗糖尿病的作用。

运动要持之以恒，不可三天打渔、两天晒网。除非发生急性并发症或血糖控制不佳、出现运动不适，否则不要间断。室外不宜运动时可转入室内，但最好不要中断。

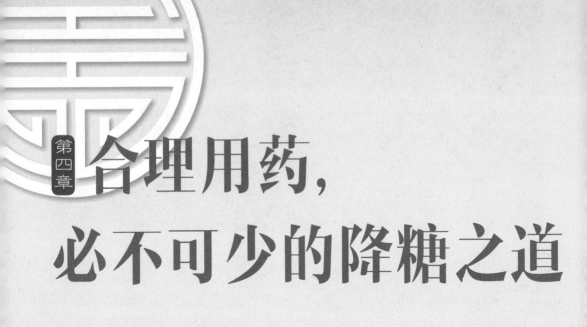

# 第四章 合理用药，必不可少的降糖之道

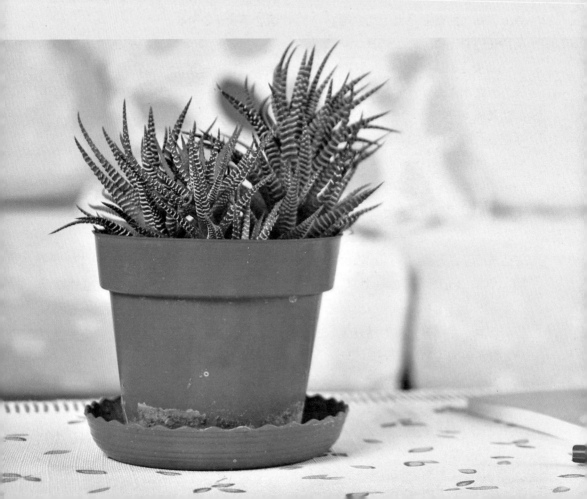

合理用药是治疗的关键，也是控制糖尿病的主要手段。药物治疗包括口服降糖药物（包括西药、中药）和胰岛素治疗。由于糖尿病患者并不具备专业医学知识，病情又千差万别，所以，这部分要交给医生，决不能自作主张，必须谨遵医嘱服药。本书在这部分主要介绍有关药物的基本常识，让患者在服药时做到心中有数，避免出现"轻视药物""迷信药物"及"服药不当"等情况，让药物更好地发挥作用，而把其带来的风险降到最低。

"救疾之速，必凭于药……不明药忌者，不能以除病也。"——孙思邈

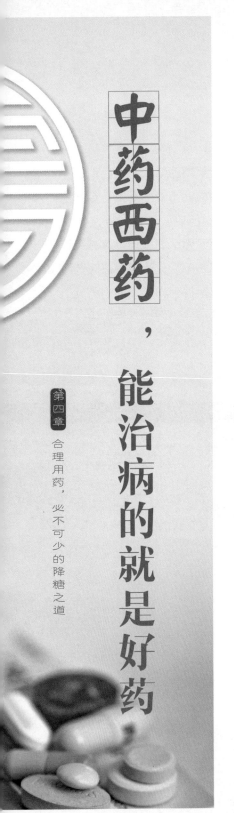

中药西药，能治病的就是好药

第四章

合理用药，必不可少的降糖之道

# 中西医结合才是最好的治疗之道

虽然中医和西医在糖尿病的病因、病理、治疗原则和方法等的解释不尽相同，但"关键看疗效"，只要能达到"防控疾病发展、提高生存质量、延长生存时间"的目的，不同的治疗思路和手段都可以上阵。大量临床结果已经有力证明，中西医结合治疗糖尿病效果最好。

中西医结合具体表现在中医的整体观念与西医的微观相结合，取长补短，提高治疗效果。总的说来，西医的优势是控制血糖，中医的优势在于调理代谢、改善症状、协助降糖。二者结合，才更有利于糖尿病患者病情的控制及慢性并发症的预防。

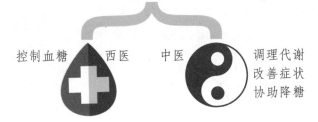

控制血糖　西医　　中医　调理代谢 改善症状 协助降糖

不可否认，西医的药物及胰岛素治疗仍是目前糖尿病治疗的主流，但我们也应该看到，中医药对糖尿病等慢性病的防治有着悠久的历史，积累了丰富的临床经验，有许多行之有效的方药。尤其在慢性并发症的预防和早期治疗上，中医药的辨证施治有着无可比拟的优势。

如果是以下病情的糖尿病患者，不妨去看看中医。

## 糖尿病前期

糖耐量异常是一种临界状态，一部分会逐渐恢复正常，还有一部分会逐渐发展成为糖尿病，因此又被称为"糖尿病前期"。虽然还不是糖尿病，但同样存在高血糖损害和慢性并发症逐渐发生的可能性。对这部分人群，在认真进行饮食管理与运动治疗的基础上，使用中药调理，可以降低50%的糖尿病发生率。

## 轻中度2型糖尿病

此类患者占糖尿病患者的大多数，尤其是血糖不是很高的老年患者，中医药治疗不仅可以控制病情发展、平稳血糖，还能有效改善因肾虚阴亏引起的其他相关老年病的症状，延缓衰老。

## 血糖控制良好但症状缓解不明显

一些糖尿病患者经西医治疗后，血糖控制良好，但仍然存在口干、口渴、疲乏无力、体弱多汗等气阴两虚的表现，西医没有更好的治疗方法，而中医可对症治疗，缓解这些不适，提高生活质量。

## 吃西药出现不良反应

西药降糖的疗效肯定，但存在不同程度的不良反应。有些患者为了将血糖控制在合理的范围内，使用的西药剂量比较大，长期大剂量用药容易造成肠胃功能紊乱等不良反应。此时适当使用中药，可以消除不良反应，同时逐渐减少西药的使用剂量，协助平稳降糖。

## 出现早期慢性并发症

西药加中药可以明显降低糖尿病并发症的发生率。中药对糖尿病并发肾病、眼病以及肢体凉、麻、痛的神经病变等有很好的防治作用。

# 降糖西药，各有所长

糖尿病口服西药的种类

| 药品种类 | 代表药物 | 特　点 | 服药时间 | 注意 |
|---|---|---|---|---|
| 磺脲类药 | 优降糖，美吡哒、达美康 | 短期降糖作用强，剂量小，副作用低，主要以降低空腹血糖为主，兼有降血脂作用 | 餐前20~30分钟服用 | 老年患者的低血糖反应 |
| 双胍类药物 | 二甲双胍片、降糖灵、美迪康、君力达 | 可以提高周围组织对胰岛素反应的敏感性，增强组织对葡萄糖的利用，并抑制肠道对葡萄糖等营养物质的吸收 | 进餐中间或吃饭后紧接着服用 | 消化道反应 |
| 葡萄糖苷酶抑制剂 | 拜糖平、倍欣片 | 阻止小肠对葡萄糖的吸收，以降低餐后血糖为主 | 吃第一口饭的时候嚼服 | 消化不良、低血糖 |
| 胰岛素增敏剂 | 曲格列酮、吡格列酮和罗格列酮 | 能减轻高血糖和高胰岛素血症患者的胰岛素抵抗 | 餐前15分钟或餐前即时服用 | 肝功异常 |

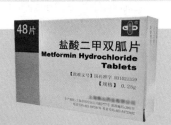

## 不宜服用降糖药的人群

▶肝、肾功能不全者。
▶有心肌梗死、手术、创伤等其他急症患者。
▶糖尿病孕妇及哺乳妇女。
▶糖尿病急性并发症：如感染、酮症酸中毒、糖尿病昏迷等患者。
▶比较严重的糖尿病慢性并发症，特别是严重的肾脏及眼底病变者。
▶胰岛素依赖型糖尿病患者不宜单用口服降糖药，应与胰岛素合用。

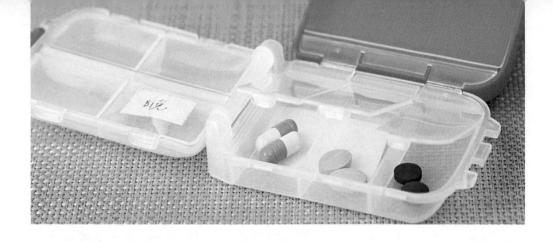

# 细数市面上的那些
# 降糖中成药

| 药名 | 主要成分 | 适用 |
|---|---|---|
| 消渴丸 | 黄芪、生地、天花粉、格列苯脲（优降糖）等 | 2型糖尿病，含西药成分，应根据血糖变化调整用药剂量 |
| 消渴平片 | 黄芪、人参、天花粉、天冬、知母等 | 2型糖尿病 |
| 参芪降糖颗粒 | 人参、黄芪、麦冬、天花粉、生地等 | 2型糖尿 |
| 糖尿乐 | 山药、黄芪、生地、山茱萸、枸杞子、五味子、知母、葛根、红参、鸡内金等 | 用于治疗因胰岛功能减退而引起的糖尿病 |
| 玉泉丸 | 葛根、天花粉、生地、麦冬、五味子、甘草 | 用于治疗因胰岛功能减退而引起的糖尿病 |
| 通脉降糖胶囊 | 太子参、丹参、黄连、黄芪、山药、玄参等 | 用于气阴两虚，脉络瘀阻所致的糖尿病 |
| 知柏地黄丸 | 知母、黄柏、熟地、山茱萸、山药、茯苓、泽泻、丹皮 | 用于阴虚火旺型糖尿病 |

# 不管中药西药，是药就有三分毒

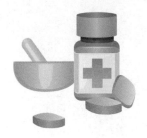

药物在治疗疾病的同时，也必然对人体产生一些不良影响。所以，药物的使用一定要特别慎重，糖尿病患者不能把药当饭吃，觉得反正吃药可以控制血糖，那就全靠它吧。殊不知，药物多经肝肾代谢，长期大量吃药常常会损害肝肾功能，导致药源性肝肾疾病。而且药物经过胃肠，对整个消化系统的损伤也比较严重。

## 糖尿病西药的副作用

西药的化学成分较复杂，不同种类的西药可能会有不同的副作用，这也与药物的用量、搭配、患者体质等有关。

👉 长期大量吃降糖西药可能导致：

▶ 低血糖，营养不良
▶ 消化不良，恶心呕吐，食欲不振，腹胀腹泻
▶ 肝肾功能损害
▶ 心脑血管疾病发作
▶ 皮肤瘙痒、皮疹

## 别以为中药就能随便吃

不少人认为中药大多源于天然的动植物，比化学药品的药性平和、安全，可以长期吃，不会发生毒副作用。

其实，中医说"是药三分毒"，说的就是中药。所谓毒，就是药物的偏性，对症是药，不对症就是毒。中药如果滥用或用量过大，同样会发生毒副作用。

鉴于这些问题，用药当然越少越好。糖尿病患者最好能做好饮食调控、运动治疗和心理调适，多通过生活方式的改变来平稳血糖，这样有助于相应减少药物的用量，减轻药物依赖。

# 服用降糖药应避免的误区

**误区 1** 用药不遵医嘱

　　不同种类的药物作用机理不同，适应人群也存在差异。医生是根据每个人的具体情况（如年龄、病情、肝肾功能状况等）来开药。在服用时，应严格按照用药的时间、次数和药量进行。不能太随意，想起来就吃，想不起来就算了，或自行决定吃哪个、不吃哪个，或随意加减药量，都难以达到理想的治疗效果。

**误区 2** 盲目选择非处方药（OTC）

　　患者不要被琳琅满目的非处方药所迷惑，并非新药、贵药才是好药，也不要认为他人用哪种药降糖作用明显就自行选择药物，甚至看到广告推销就随意尝试不了解的药品。这些非处方药是否对症先不说，药中所含成分如果和正在服用的药品有重叠，容易引起降糖过度出现低血糖或不良反应，这些都是潜在的危险。

☞ 非处方药是指无需医生开处方、可自行购买的药品。 **OTC**

☞ 绿色标志比红色标志安全性更高。 **OTC**

**误区 3** 把保健品当药吃

　　糖尿病患者切勿轻信广告，尤其是"包治百病"的宣传一定要当心。声称有神奇疗效的其实多为保健食品。保健食品介于食品和药品之间，并不是真正的药品，可能有一定的辅助作用，但并不具备确定的疗效，也并非适合所有人，决不能替代药品。

☞ 区分药品和保健食品的方法看这里。

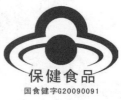

保健食品
国食健字G20090091

☞ 看包装上的批准文号：有"国食健字"、"卫食健字"的属于保健食品。有"国药准字"的属于药品。

☞ 看说明书：保健食品只有主要原料介绍，缺少其他内容。药品有完整的说明书，注明成分、疗效、适应症、服用方法、不良反应、有效期等内容。

**误区4** 拒绝吃药

　　有些人因担心药物的依赖性和副作用而拒绝吃药，尤其害怕西药和胰岛素。其实，疾病治疗越早，效果越好，费用越低，副作用也越小；治疗越晚，费用越高，疗效越差，副作用越大。同时，由于长期高血糖导致各种并发症的发生，会造成治疗上难度更大，用药增多，各种药物的影响给身体造成的危害更大，不如在病情还可控的时候积极用药治疗。

**误区5** 一查出糖尿病就吃药

　　新诊断的糖尿病患者、无任何症状时，无需马上用降糖药，应先进行饮食和运动控制，观察一两个月，如果血糖控制满意，就可以坚持非药物治疗，只有血糖控制不满意和初次发现的重症2型糖尿病患者，才用适当的降糖药物治疗。不少轻度的糖尿病患者仅通过生活方式的改善就可以达到控糖效果，也可以在这一时期吃些中药调理，效果不错。

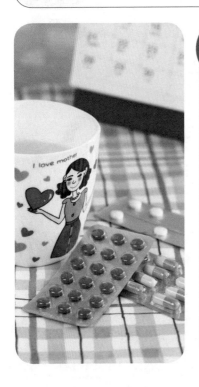

**误区6** 擅自停药

　　有些糖尿病患者习惯根据自觉症状来判断血糖控制的好坏。尤其是2型糖尿病患者自觉没有什么不适症状，服药与不服药在感觉上差不太多，一两次血糖检查正常，于是认为用不用药无关紧要，甚至擅自停药。事实上，单凭症状或短期检查结果来估计病情并不准确，中途停止治疗容易造成高血糖卷土重来、病情加重，直到出现各种并发症，再治疗起来难度又加大了不少。只有在病情长期稳定的情况下，才能在医生的指导下逐步减药或减量。

**误区7** 频繁换药

药效的发挥是一个循序渐进的过程。有些患者服药没几天，对血糖、尿糖下降程度不满意，即认为所服药物无效，急于换药。事实上，有些降糖药（如胰岛素增敏剂）服至15~30天才会达到最大的降糖效果。所以，不要轻易认为某种药物无效，应根据血糖水平逐渐调整服药的剂量，服至该药的最大有效量时，血糖仍不下降或控制不理想，再改用其他药或与其他药物合用。

**误区8** 多种降糖药同时服用

为了将血糖迅速控制下来，有些患者将多种药物合用，或同类药物超剂量服用，这样不仅使药物副作用增加，加重身体损害，而且容易矫枉过正，引发低血糖，甚至出现低血糖昏迷，非常危险。需要注意的是，一些中成药中也含有一定的西药降糖成分，如果不是同一个医生开的药，应咨询医生同时吃的话是否需要减药量。

**误区9** 吃药不复查

检测血糖一方面可以了解病情控制情况以及治疗效果，同时也可作为选择药物及调整药量的重要依据。随着病程的延长，有些药物的效果会逐渐降低，出现药物继发性失效，如果不定期复查，及时调整，病情将难以有效地控制。

**误区10** 单纯依靠药物，忽视生活调节

糖尿病是一种生活方式病，生活调节在整体治疗中占有十分重要的地位。如果糖尿病患者能做到控制饮食量、坚持运动、减轻体重，血糖往往有很大下降，从而减少对药物的依赖。所以，患者应特别重视生活调节，尽量减少服用降糖药物的种类和数量，否则，单靠药物维持的效果不好，容易进入一种用药越来越多、副作用越来越大的恶性循环。

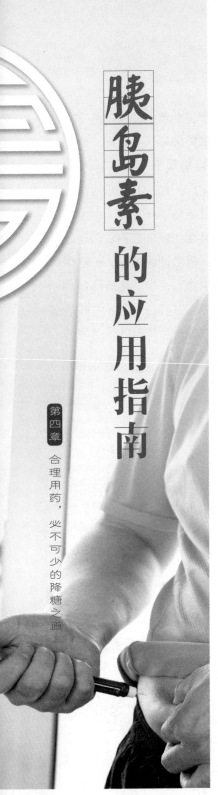

胰岛素 的应用指南

# 如何正确看待胰岛素

胰岛素治疗是控制高血糖的重要手段。对于部分病程长、血糖控制不好的患者，胰岛素治疗是最主要、甚至是必需的控制措施。

胰岛素是很多糖尿病患者比较排斥的。除了怕疼、怕打针以外，最大的担心就是认为一用上就戒不掉了，所以，很多患者宁愿多吃药，也不愿使用胰岛素，其实这是对胰岛素的一种误解。

胰岛素本身就是人体内所分泌的一种激素，只是糖尿病患者内源性胰岛素分泌不足，我们使用外源性胰岛素皮下注射以解决内源性胰岛素分泌不足的问题，从而降低血糖，因此不存在所谓的成瘾和依赖性。而一旦错过了使用胰岛素治疗的最佳时机，血糖无法控制，将会导致慢性并发症的发生而危及生命。

但与口服药物相比，胰岛素治疗涉及更多的环节，确实比较麻烦，如学习药物注射、自我血糖监测、低血糖的防护、更严格的饮食和运动控制等，因此，患者的配合就显得更加重要了。

# 哪些人需要胰岛素治疗

大多数体重达标的2型糖尿病患者，没有心脑血管、肾、眼并发症或酮症时，一般来说不必使用胰岛素。但如果是以下情况的糖尿病患者，就需要用胰岛素治疗了。

❶ 1型糖尿病患者需依赖胰岛素维持生命，从发病时开始终身使用胰岛素。

❷ 口服降糖药物失效，或存在口服药使用的禁忌症的2型糖尿病患者，需进行口服降糖药和胰岛素的联合治疗。一般经过较大剂量多种口服药联合治疗后，血糖仍控制不好的，就需要开始使用胰岛素了。

❸ 酮症酸中毒或高渗性昏迷的糖尿病患者。

❹ 在糖尿病病程中（包括新诊断的2型糖尿病患者），出现无明显诱因的体重显著下降、消瘦时，应尽早使用胰岛素治疗。

❺ 在糖尿病急性并发症、应激状态（如脑血管意外、心肌梗塞、心力衰竭等）、合并感染、创伤、大手术、妊娠、围手术期、严重慢性并发症（特别是糖尿病足）等情况下，也需要使用胰岛素来治疗。

# 胰岛素器具的使用及常见问题

胰岛素的疗效如何不仅与治疗方案有关，胰岛素注射器具和注射方法是否正确、胰岛素保存是否得当也是重要因素，这些操作使用中的问题能直接影响胰岛素作用的发挥，在某种程度上关乎血糖控制的成败。

## 注射胰岛素需准备的器具

**消毒器具**　皮肤消毒应选用75%的酒精或酒精棉片，不能使用碘酒或碘伏消毒，因为胰岛素属于蛋白质，如果用碘伏或者是碘酒消毒的话会影响其活性。

**注射装置**　用普通针管抽取、注射胰岛素，不仅不方便，而且很难保证注射剂量准确无误。建议患者尽可能使用胰岛素专用注射笔注射胰岛素，它具有剂量调节准确、使用方便、便于携带等优点，更容易操作掌握。而且胰岛素笔的针头都是很细小的，注射时几乎无疼痛感觉，大大减少了糖尿病患者使用普通针头注射胰岛素时的痛苦。

**胰岛素制剂**　注射前要检查胰岛素制剂是否在有效期内，是否密封无损。短效胰岛素外观澄清，若浑浊则不可使用，而中长效胰岛素则浑浊为正常。使用中长效胰岛素时应将胰岛素混匀，可通过翻转、滚动或缓缓搓动的方法，切忌上下剧烈摇动。

# 胰岛素注射时的常见问题

胰岛素的注射方法详见不同种类的胰岛素笔说明书，本书不再赘述。这里只强调一些注射中容易出现的问题。

## 酒精干后再注射

要等到消毒酒精挥发后再注射。皮肤消毒后如果酒精没干就注射，酒精会从针眼带到皮下，引起疼痛。

## 针头不要反复使用

有些患者出于经济上的考虑，往往一个针头用很长时间才更换，这样会造成针尖钝化、倒钩，增加注射时的痛感，而且容易产生脂肪增生、皮肤硬结，影响胰岛素吸收，并增加感染及断针的几率。所以，应遵守针头"一针一换"的原则。

## 针刺深度要适中

胰岛素应确保皮下注射。如果进针太浅，只扎到皮层，则胰岛素吸收减慢，不利于血糖控制；而针进过深，药液进入肌肉甚至静脉里，不仅增加痛感，而且会显著加快胰岛素的吸收速度，出现低血糖风险。

## 注射完要及时卸下针头

注射完后不及时卸下针头，很可能增加生物污染，同时在温度变化时可能有药液流出或空气进入，造成胰岛素的浓度改变。而且在正确使用时，针头或笔芯内会存留少量空气，为避免将空气注入体内并保证注射剂量的准确，在每次注射前应该严格按规定排气。

## 掌握好注射角度

注射角度需根据针头长短及患者体型胖瘦来决定。使用长针头（8毫米）时，一般需捏起皮肤，以45°角进行注射，以增加皮下组织的厚度，降低将胰岛素注射至肌肉层的风险。使用短针头（5毫米）时，则不必捏起皮肤，90°角垂直进针即可。此外，这也与体型胖瘦有关，越胖注射角度越垂直。在注射的过程中不能改变针头的注射角度。

# 胰岛素的保存方法

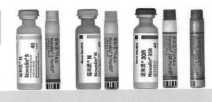

❶ 胰岛素在开封使用前，应放在2~8℃的冰箱冷藏室中，可保存30个月。已经开封使用的，可保存3个月。

☞ 不应放在冰箱内的冷冻室，放置温度不要<2℃。

❷ 也可以放在室温15~25℃下保存，但不要超过30天。

☞ 室温不要>25℃。

❸ 胰岛素应在注射前1~2小时从冰箱取出，放室温下复温。

☞ 注射刚从冰箱取出的胰岛素，会使疼痛感增加。

❹ 避免高温和阳光照射胰岛素瓶，以免胰岛素失效。

❺ 不要剧烈摇动胰岛素瓶，以免作用减弱，影响药效。

# 选择最佳部位注射胰岛素

不同部位的吸收速度不同

身体不同部位对胰岛素的吸收速度是不一样的。一般来说，脂肪肥厚的部位吸收较慢。以下部位从快到慢的速度为：

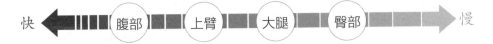

快　腹部　上臂　大腿　臀部　慢

☞ 人体运动后吸收速度会加快。
☞ 肌肉内注射吸收速度快于皮下注射。

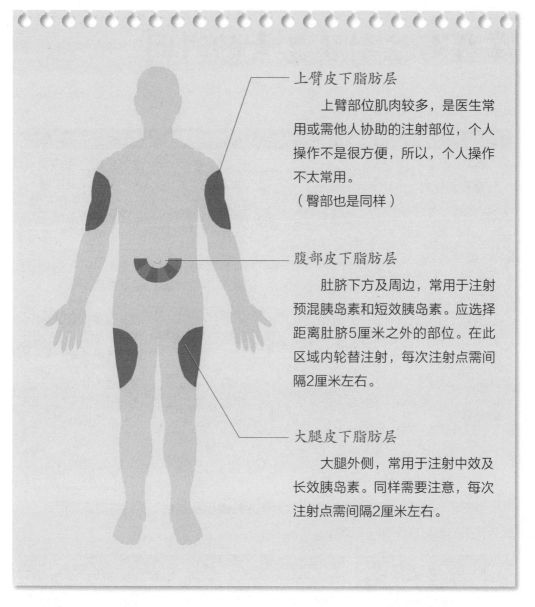

**上臂皮下脂肪层**

　　上臂部位肌肉较多，是医生常用或需他人协助的注射部位，个人操作不是很方便，所以，个人操作不太常用。

（臀部也是同样）

**腹部皮下脂肪层**

　　肚脐下方及周边，常用于注射预混胰岛素和短效胰岛素。应选择距离肚脐5厘米之外的部位。在此区域内轮替注射，每次注射点需间隔2厘米左右。

**大腿皮下脂肪层**

　　大腿外侧，常用于注射中效及长效胰岛素。同样需要注意，每次注射点需间隔2厘米左右。

☞ 胰岛素注射要轮替注射部位，以防出现脂肪增生，影响药效，尽量避免1个月内重复使用同一注射点。

☞ 在同一时间应为单一部位轮替，如腹部轮替、腿部轮替等，而不要多部位轮替，因为各部位吸收速度有差异，如长期在大腿外侧注射胰岛素的人，突然改在腹壁注射，吸收速度加快，就有可能发生低血糖。而不同时间可以选不同部位，如早晨打腹部，晚上打大腿。

☞ 一旦发现注射部位有疼痛、凹陷、硬结等现象，应停止在该部位进行注射。

# 掌握好注射胰岛素的时间

不同类型胰岛素的注射时间

| 类型 | 起效时间 | 高峰时间 | 持续时间 | 注射时间 | 备注 |
|------|---------|---------|---------|---------|------|
| 速效胰岛素 | 5分钟 | 40分钟 | 3~5小时 | 餐前、餐时、餐后注射均可 | 注射后应立即进食，否则会出现低血糖 |
| 短效胰岛素（R） | 15~60分钟 | 2~4小时 | 6~8小时 | 餐前半小时左右注射 | 是最为常见的一种 |
| 中效胰岛素（NPH） | 1~2小时 | 6~12小时 | 18~24小时 | 晚饭前半小时和睡觉前均可注射 | 注射后8~12时要注意低血糖反应 |
| 长效胰岛素 | 4~6小时 | 14~20小时 | 24~36小时 | 注射时间不固定 | 适合空腹血糖控制欠佳者，用量不当易出现夜间低血糖 |
| 预混胰岛素 | 30分钟 | 2~8小时 | 14~24小时 | 一般为每日早、晚各1次，餐前半小时注射 | 由短效、中效按一定比例混合而成，有30R、50R等类型 |

## 注射次数的常见规律

胰岛素注射次数要根据血糖情况、胰岛素种类以及联合口服药物的情况而定，比较常见的注射规律有以下3种。

| 第一阶段：每天1次 | 第二阶段：每天2次 | 第三阶段：每天4次 |
|------|------|------|
| 晚餐前或临睡前注射1次中效或长效胰岛素，以提高基础胰岛素水平。 | 每天早晚各注射1次预混胰岛素，使三餐及夜间血糖得到有效控制。 | 早、中、晚餐前各注射1次短效胰岛素，临睡前再注射1次中效胰岛素。 |

☞ 在食欲不佳时应适时地减少胰岛素剂量，如果照打不误，容易引起低血糖。

# 关于胰岛素的常见疑问

血糖升高，
胰岛素一定要加量吗？

胰岛素并不一定是用得越多，血糖降得越多，用量过多时，常常不能提高降糖效果，有时反而使血糖更高，并发生较严重的餐前低血糖。如果用了胰岛素，血糖仍然偏高，应该去医院让医生换药调整，切勿自行加量注射。

用上胰岛素后，
还能换口服降糖药吗？

对于1型糖尿病患者是不行的，而有些2型糖尿病患者在使用胰岛素后，胰腺功能有了明显的恢复好转，不但病情得到有效控制，而且还能加速其他疾病（如感染、创伤）的改善。这种情况就可以停止胰岛素的使用，重新换成口服降糖药物治疗。

胰岛素使用中容易出现哪些状况？

出现低血糖反应、视力模糊、胰岛素水肿、皮下脂肪萎缩、产生胰岛素抗体等都是因使用胰岛素所引起。如发生这些问题，要及时让医生调整用药品种及用药量。此外，在使用胰岛素的过程中，要加强血糖的自我监控，也能及时避免此类问题的发生。

夏天外出旅游时
怎么带胰岛素？

❶ 不能把胰岛素放在车窗等阳光直射的地方，因为胰岛素在日晒2小时的情况下即失效。

❷ 乘飞机时不能将胰岛素放在托运行李中，避免长时间的震荡，一定要随身携带。

❸ 可将胰岛素装在专用的胰岛素保护袋或胰岛素冰袋中，起到保护和冷藏的双重作用，到达目的地后再放入冷藏箱中。

❹ 准备备用的胰岛素，以防发生意外的时候没有可用的。

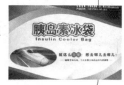

# 第五章

# 善用经络穴位，循序渐进降血糖

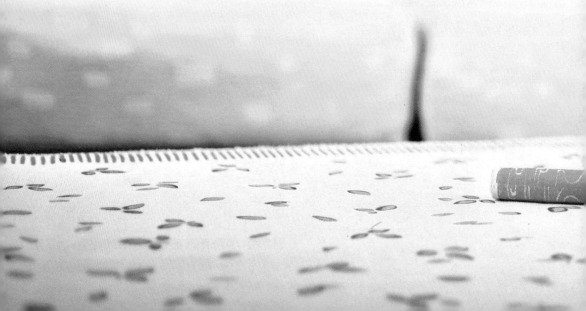

经络是经脉与络脉的总称，意指周身气血运行的通道。它通过穴位与五脏六腑连通起来，构成一个密布人体的交通网。保养好经络，就能调理各脏腑，达到预防疾病、养生保健、强身健体的作用。对糖尿病患者来说，经络保养的重点在按摩、拍打、艾灸等，只需动动手，简单方便，效果也不错。

"经脉者，人之所以生，病之所以成；人之所以治，病之所以起。"——《黄帝内经》

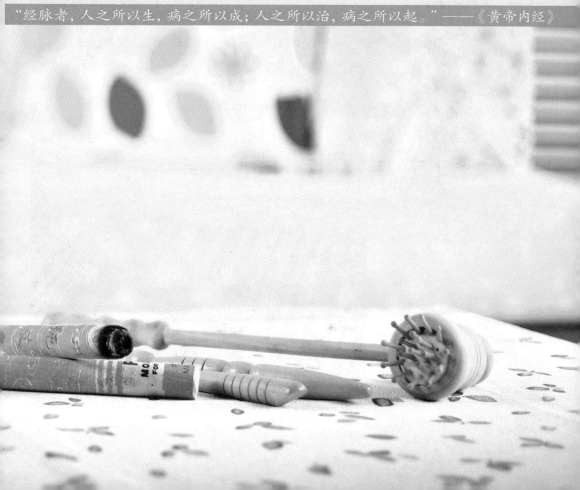

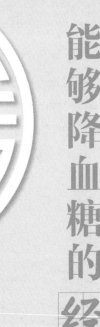

# 能够降血糖的经络锻炼法

## 按摩是免费大药

自我按摩经络穴位，可以说是最安全有效、方便易行的保健法，是人体自备的大药，而且无需任何费用，随时随地都可进行。去买昂贵的保健品、药品服用，也不一定比坚持按摩更见效。

按摩可达到调整阴阳、调和气血、疏通经络、益肾补虚、清泻三焦燥热、滋阴健脾等功效。实践证明，按摩可以增加胰岛素的分泌，加速糖的利用，使糖的吸收降低，同时可以改善微循环，既能降低血糖，又有预防各类糖尿病并发症的作用。

☞ 有糖尿病足症的患者，不宜过度进行足部按摩，以防足部溃破。

# 重点按摩穴位及手法

## 中脘穴

*所属经络*：任脉。

*位置*：位于上腹部，前正中线上，脐中上4寸（相当于四指宽）。胸骨下端和肚脐连接线中点即是。

*按摩方法*：用大拇指用力按揉此穴，边按边揉，每次3分钟。每天1~2次。

*功效*：调理脾胃，促进消化和代谢。可治胃痛腹胀、呕逆、饮食不化、疳积、便秘等各类肠胃疾病以及目眩耳鸣、精力不济、神经衰弱等。

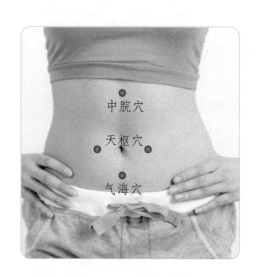

## 天枢穴

*所属经络*：胃经。

*位置*：位于脐旁2（相当于两个拇指宽）寸。

*按摩方法*：用大拇指用力按揉此穴，边按边揉，每次3分钟。每天1~2次。

*功效*：理气行滞，消食。可治便秘、腹胀、腹泻、脐周围痛、腹水、肠麻痹、消化不良等，是治疗肠胃疾病的要穴，也有助于腹部减肥。

## 气海穴

*所属经络*：任脉。

*位置*：位于下腹部，前正中线上，脐中下1.5寸。

*按摩方法*：用大拇指用力按揉此穴，边按边揉，每次3分钟。每天1~2次。

*功效*：益气血，助代谢。可治脘腹胀满、水谷不化、腹痛腹泻、脾虚呕逆、大便不通、遗尿、遗精、四肢乏力、形体消瘦等。

*禁忌*：孕妇不宜。

# 肾俞穴

*所属经络*：膀胱经。

*位置*：位于背部，第2腰椎棘突旁开1.5寸处。

*按摩方法*：用大拇指的指尖对准肾俞穴，其余四指叉腰，大拇指用力按揉穴位，边按边揉，每次3分钟。每天1~2次。

*功效*：强肾补虚。可治腰痛、肾脏病、高血压、低血压、耳鸣、阳痿、精力减退、腰酸腿软等。适合防治糖尿病并发症。

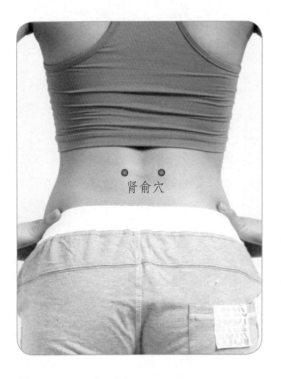

肾俞穴

# 足三里穴

*所属经络*：胃经。

*位置*：位于小腿外侧，外膝眼下3寸（四横指宽）。

*按摩方法*：用大拇指的指尖对准足三里穴，其余四指握住胫骨，大拇指用力按揉穴位，边按边揉，每次3分钟。换腿再做。每天1~2次。

*功效*：燥化脾湿，生发胃气。常用于各类胃病、糖尿病、高血压、高脂血症、冠心病、心绞痛等。

*禁忌*：孕妇不宜。

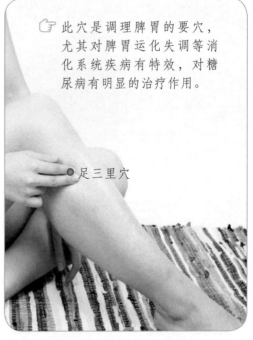

☞ 此穴是调理脾胃的要穴，尤其对脾胃运化失调等消化系统疾病有特效，对糖尿病有明显的治疗作用。

足三里穴

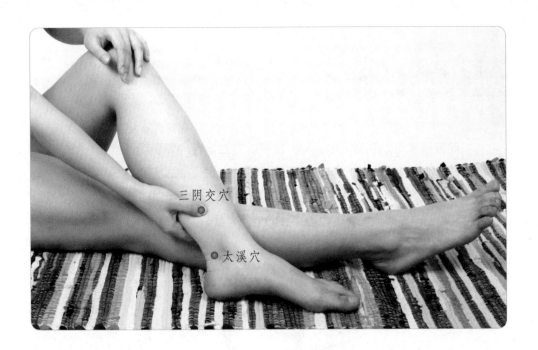

三阴交穴

太溪穴

# 三阴交

*所属经络*：脾经。

*位置*：位于内踝尖上直上3寸（四横指宽），胫骨后缘靠近骨边凹陷处。

*按摩方法*：用大拇指的指尖对准三阴交穴，其余四指紧握小腿，大拇指用力按揉穴位，边按边揉，每次3分钟。换腿再做。每天1~2次。

*功效*：健脾益血，调肝补肾，安神助眠。可治消化不良、腹胀肠鸣、腹泻、水肿、小便不利、遗精、遗尿等。

☞ 三阴交为脾经、肝经、肾经这3条阴经的交会之地，故名为三阴交。糖尿病多与脾、肝、肾不调有关，多按此穴很有益处。

# 太溪穴

*所属经络*：肾经。

*位置*：位于足内侧，内踝后方与脚跟骨筋腱之间凹陷处。

*按摩方法*：用大拇指的指尖对准太溪穴，其余四指紧握脚踝，大拇指用力按揉穴位，边按边揉，每次3分钟。换腿再做。每天1~2次。

*功效*：滋阴益肾，壮阳强腰。可用于消渴、肾炎、膀胱炎、遗精、遗尿、尿频、失眠、腰痛等。

☞ 如果是对称穴位，如三阴交、太溪穴，两边都要按摩到。

☞ 按摩应以产生酸、麻、胀、窜的感觉为好。

☞ 晚上临睡前进行按摩效果较好。

# 腹部按摩法

腹部按摩可以刺激内脏运动，使脏腑气血运行通畅，促进运化，新陈代谢加快，特别是胰腺的血运通畅，帮助恢复胰岛功能，增加胰岛素分泌，提高胰岛素活性，起到从根本上降低血糖的作用。此外，常做腹部按摩也有利于消解腹部脂肪，对改善腹型肥胖、代谢综合征十分有益。

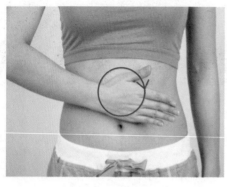

❶ 以掌根按揉、环摩中脘穴区（上腹部），用力稍重，顺时针50圈。

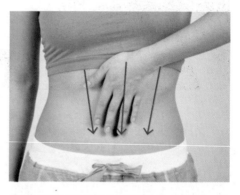

❷ 用手掌及四指平推揉摩上腹部，从上向下（方向不能颠倒），从乳根下至脐部，反复20次。

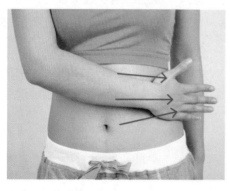

❸ 用手掌及四指横向平推，摩擦上腹部，从内至外，反复20次。

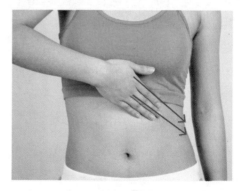

❹ 右手放在左侧肋骨下，以手掌、掌根或四指从上向斜下方沿肋骨下缘推摩，直推20次。

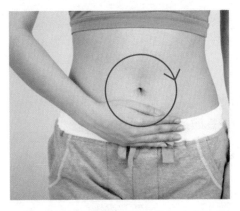

⑤ 将手掌或掌根放在肚脐上（也可以双手掌叠放），环绕肚脐，顺时针按揉摩擦3分钟。

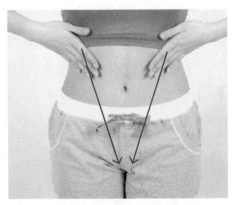

⑥ 双手手掌或掌根置于两侧肋下，向斜下方直推至大腿根内侧。力度稍重，反复20次。

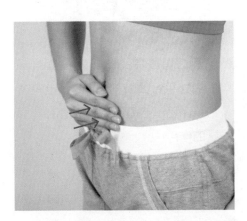

⑦ 虚掌拍击腹部四周（上腹部、下腹部、肚脐四周均要拍到），力量以感觉肌肉震颤为度。一次3分钟，每天2次。

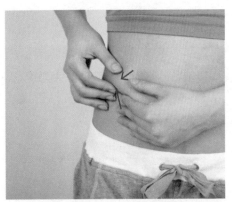

⑧ 用双手五指提拿从胁肋部到小腹部的赘肉，一拿一放，并在拿起时加力捻揉。反复15~20次，以促进脂肪消解。

☞ 腹部按摩不宜在饭前、饭后进行，至少要离进餐相隔30分钟以上。
☞ 按摩腹部一定要搓热双手后再进行，切勿使腹部受寒。
☞ 直接接触皮肤按摩效果最佳，隔单层衣尚可，隔厚衣作用不大。

# 腰部按摩法

　　腰椎两侧分布肾俞穴、命门穴、腰眼等穴位，长期坚持腰部按摩，可以益肾固气、通经活络，对缓解糖尿病及其并发症的各种症状十分有效。

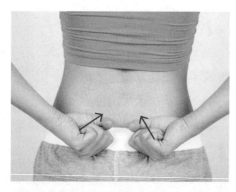

❶ 双手握拳，轻轻捶打腰部肌肉，从腰部直到骶部。疼痛处加大力度。

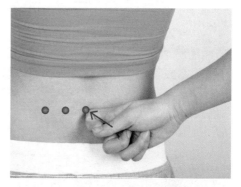

❷ 用大拇指或指关节轻轻按揉腰部最细处平行线1分钟。此线上有肾俞、命门、志室等穴位，有补肾强腰的作用。

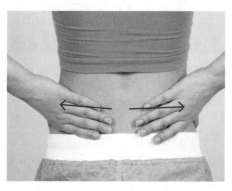

❸ 叉腰，以四指横摩分推腰后部，从内向外。由后腰横刮，至两侧腰眼。20～30次，直到后腰生热。

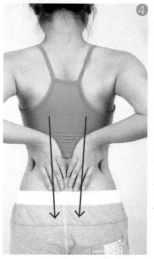

❹ 将掌根按于背部尽量靠上处，向下直推至腰骶，反复20～30次。用力适度，直到感觉皮肤透热。

# 腿部经络敲打法

　　腿部按摩对于糖尿病患者特别有效，因为人体有6条经脉贯穿腿部，其中就有对糖尿病影响很大的脾经、胃经、肾经。经常敲打这3条经络，可起到调和脾胃、保养肝肾的作用，是控制糖尿病、预防疾病发展的有效措施。

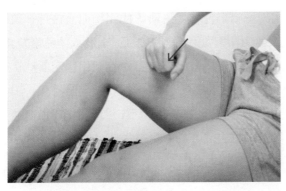

① 手握空拳，从脚踝内侧开始，沿小腿、大腿内侧经络循行方向敲打5遍，以酸胀为度。

② 再从脚踝外侧开始，沿小腿、大腿外侧经络循行方向敲打5遍。

☞人体腿部有6条经脉通过。其中，肝经、脾经、肾经这3条经络均在腿部内侧，胃经、胆经穿过腿部外侧，而膀胱经贯穿腿部后面。

　　☞如果手敲不方便的话，可以用按摩器、按摩棒等保健器具帮忙。

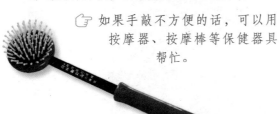

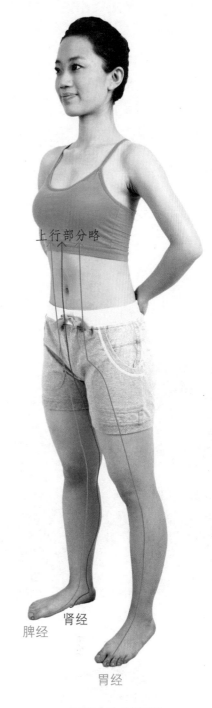

上行部分略

脾经　肾经

胃经

经络走向示意图

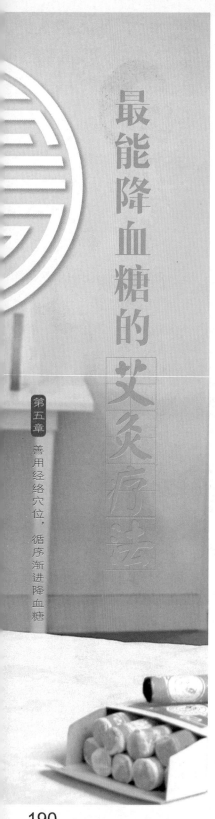

# 有"艾"能降糖

艾灸，就是用燃烧艾条（由艾叶加工制成）、艾绒的方法熏烤相关穴位（直接灸或隔姜片灸），达到温通经络、祛寒除浊、补益元阳、扶正祛邪的目的。

对于糖尿病患者来说，艾灸可以修复受损胰岛细胞，逐步实现胰岛素的自给自足。并能调理脏腑功能，促进新陈代谢和血液循环，改善组织供氧，防治早期并发症，提高人体免疫力。

大量实例证明，艾灸对控制和稳定血糖有一定的辅助效果。但艾灸需要长期坚持，一般要坚持灸3个月左右，不可半途而废。在血糖值恢复正常之后，最好也能每周灸，偶尔灸一次是收不到预期效果的。

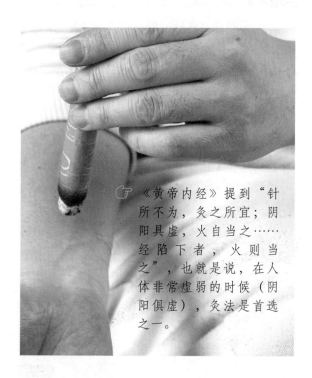

☞《黄帝内经》提到"针所不为，灸之所宜；阴阳具虚，火自当之……经陷下者，火则当之"，也就是说，在人体非常虚弱的时候（阴阳俱虚），灸法是首选之一。

# 宜用艾灸治疗的糖尿病类型

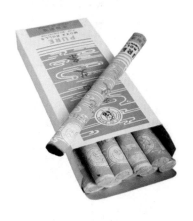

① 艾灸主要用于2型糖尿病患者，包括糖耐量异常者、轻中度糖尿病患者。

② 适合出现轻度并发症的患者，如心血管病、眼病、肾病，出现肢体麻木、酸痛、指端肿胀、视力模糊、尿频、腰痛、腿软等现象者。

③ 对阴阳两虚、脾肾阳虚、气血瘀阻引起的糖尿病患者，效果最佳。

④ 对久病、体弱的中老年糖尿病患者有很好的疗效，并能改善早衰、虚弱的症状。

# 糖尿病患者艾灸的禁忌

## 要防止感染

因施灸不当，可能造成局部烫伤，产生灸疮，如果发生破溃感染，要及时使用消炎药。

## 要注意保暖和防暑

因施灸时要暴露部分体表部位，在冬季要保暖，在夏天高温时要防中暑，同时还要注意室内温度的调节和开换气扇。

## 不宜灸足部

糖尿病患者足部不敏感、容易溃破，所以，尽量不要灸足部。

## 身体状况不良时不宜艾灸

极度疲劳、过饥、过饱、酒醉、大汗淋漓、情绪不稳时，或高热、昏迷期间，或身体衰弱、形瘦骨立时，或精神状态不稳定者不宜艾灸。

# 艾灸宜用穴位及手法

艾灸治疗糖尿病，宜运用温和灸调理身体功能，达到荣养阴液、清热润燥、控制血糖的目的。

☞ 温和灸属于悬起灸的一种。一般是将艾条一端点燃，对准腧穴或患处，距离皮肤1.5～3厘米熏烤，使局部有温热感而无灼痛为宜，通常每穴灸10～15分钟，至皮肤红晕为度。

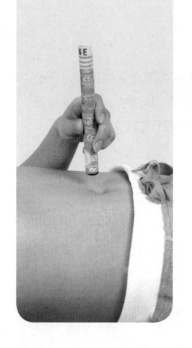

## 肺俞穴

位置：位于背部第3胸椎棘突下旁开1.5寸（2横指宽）处。取穴时，先找到颈椎最高凸起部位下端的大椎穴，由此向下数到第3个凹陷，再向左右两侧各旁开2横指宽处即是。

施灸方法：宜采用温和灸。被施灸者俯卧在床上，施灸者手执点燃的艾条，对准穴位，距皮肤1.5~3厘米施灸。以被施灸者感到施灸处温热、舒适为度。

施灸时间：每日灸1~2次，每次灸15分钟左右。

功效：扶正固本，养肺散热。

## 脾俞穴

位置：位于背部第11胸椎棘突下旁开1.5寸（2横指宽）处。

施灸方法：宜采用温和灸。被施灸者俯卧在床上，施灸者手执点燃的艾条，对准穴位，距皮肤1.5~3厘米施灸。以被施灸者感到施灸处温热、舒适为度。

施灸时间：每日灸1~2次，每次灸15分钟左右。

功效：健脾益胃，补虚利湿。

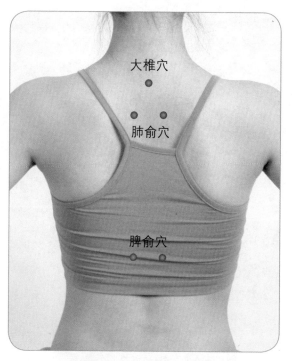

大椎穴

肺俞穴

脾俞穴

# 神阙穴

**位置：** 位于肚脐的正中。

**施灸方法：** 宜采用温和灸。被施灸者仰卧在床上，施灸者手执点燃的艾条，对准穴位，距皮肤1.5~3厘米施灸，以被施灸者感到施灸处温热、舒适为度。

**施灸时间：** 每日灸1~2次，每次灸15分钟左右。

**功效：** 温经祛寒，平和阴阳，调理气血。

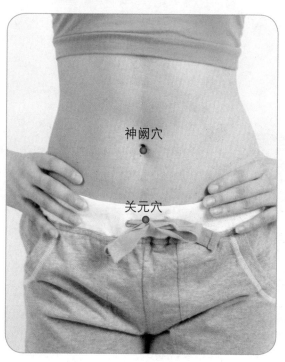

神阙穴

关元穴

# 关元穴

**位置：** 位于肚脐正下方3寸（四横指宽）处。

**施灸方法：** 宜采用温和灸。被施灸者仰卧在床上，施灸者手执点燃的艾条，对准穴位，距皮肤1.5~3厘米施灸，以被施灸者感到施灸处温热、舒适为度。

**施灸时间：** 每日灸1~2次，每次灸15分钟左右。

**功效：** 培肾固本，益气温阳。

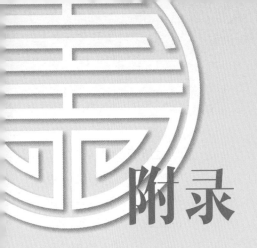

附录

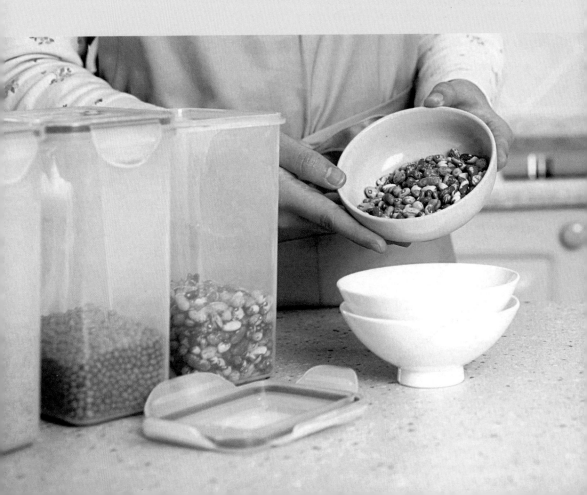

# 常见食物血糖生成指数（GI）表

### 低GI食物
GI≤55

| 食物 | GI |
|------|-----|
| 燕麦 | 55 |
| 黑米饭 | 55 |
| 煮甜玉米 | 55 |
| 猕猴桃 | 52 |
| 香蕉 | 52 |
| 全麦面 | 50 |
| 柑橘 | 43 |
| 葡萄 | 43 |
| 黑豆 | 42 |
| 豆腐 | 42 |
| 莲藕 | 38 |
| 梨 | 36 |
| 苹果 | 36 |
| 腰果 | 29 |
| 桃 | 28 |
| 绿豆 | 27 |
| 四季豆 | 27 |
| 牛奶 | 27 |
| 柚子 | 25 |

### 中GI食物
55<GI≤75

| 食物 | GI |
|------|-----|
| 南瓜 | 75 |
| 山药 | 75 |
| 油条 | 75 |
| 小米（煮） | 71 |
| 胡萝卜 | 71 |
| 糙米饭 | 70 |
| 全麦面包 | 69 |
| 玉米粉 | 68 |
| 土豆（煮） | 65 |
| 意大利面 | 65 |
| 麦片 | 64 |
| 芋头 | 64 |
| 栗子 | 60 |
| 荞麦面条 | 59 |
| 黑麦面包 | 58 |
| 白米稀饭 | 57 |

### 高GI食物
GI>75

| 食物 | GI |
|------|-----|
| 富强粉面包 | 100 |
| 白面包 | 88 |
| 馒头 | 88 |
| 糯米饭 | 87 |
| 大米饭 | 83 |
| 面条 | 82 |
| 烙饼 | 80 |
| 玉米片 | 79 |
| 红豆饭 | 77 |
| 熟红薯 | 77 |

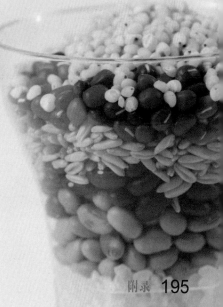

# 日常食材热量及营养成分速查表

以食物的100克可食部计

## 谷类和豆类

| 食 物 名 称 | 能 量（千卡） | 蛋白质（克） | 脂 肪（克） | 碳水化合物（克） | 膳食纤维（克） |
|---|---|---|---|---|---|
| 小麦面粉（标准粉） | 354 | 15.7 | 2.5 | 70.9 | 3.7 |
| 小麦粉（富强粉） | 350 | 10.3 | 1.1 | 75.2 | 0.6 |
| 稻米 | 346 | 7.4 | 0.8 | 77.9 | 0.7 |
| 粳米（小站稻米） | 342 | 6.9 | 0.7 | 79.2 | 2.3 |
| 糯米（江米） | 348 | 7.3 | 1.0 | 78.3 | 0.8 |
| 玉米（鲜） | 106 | 4.0 | 1.2 | 22.8 | 2.9 |
| 玉米面（黄） | 339 | 8.5 | 1.5 | 78.4 | 5.5 |
| 小米 | 355 | 8.9 | 3.0 | 77.7 | 4.6 |
| 薏米 | 357 | 12.8 | 3.3 | 71.1 | 2.0 |
| 红豆 | 309 | 20.2 | 0.6 | 63.4 | 7.7 |
| 芸豆（红） | 314 | 21.4 | 1.3 | 62.5 | 8.3 |
| 绿豆 | 316 | 21.6 | 0.8 | 62.0 | 6.4 |
| 黄豆 | 359 | 35.0 | 16.0 | 34.2 | 15.5 |
| 黑豆 | 381 | 36.0 | 15.9 | 33.6 | 10.2 |
| 青豆 | 373 | 34.5 | 16.0 | 35.4 | 12.6 |
| 豆腐（均值） | 81 | 8.1 | 3.7 | 4.2 | 0.4 |
| 北豆腐 | 98 | 12.2 | 4.8 | 2.0 | 0.5 |
| 南豆腐 | 57 | 6.2 | 2.5 | 2.6 | 0.2 |
| 内酯豆腐 | 49 | 5.0 | 1.9 | 3.3 | 0.4 |
| 豆浆 | 14 | 1.8 | 0.7 | 1.1 | 1.1 |
| 腐竹（干） | 459 | 44.6 | 21.7 | 22.3 | 1.0 |
| 豆腐干（均值） | 140 | 16.2 | 3.6 | 11.5 | 0.8 |
| 素鸡 | 192 | 16.5 | 12.5 | 4.2 | 0.9 |
| 烤麸 | 121 | 20.4 | 0.3 | 9.3 | 0.2 |

# 鱼、肉、蛋、奶类

| 食 物 名 称 | 能 量 (千卡) | 蛋白质 (克) | 脂 肪 (克) | 碳水化合物 (克) | 胆固醇 (毫克) |
|---|---|---|---|---|---|
| 牛 肉 | 125 | 17.8 | 2 | 0.2 | 122 |
| 猪 肉 | 331 | 14.6 | 30.8 | 1.1 | 69 |
| 羊 肉 | 118 | 20.5 | 3.9 | 0.2 | 60 |
| 兔 肉 | 84 | 21 | 3.8 | 0.2 | 65 |
| 鸡 肉 | 166 | 18.5 | 9.6 | 1.4 | 187 |
| 鸭 肉 | 149 | 17.3 | 9 | 0.2 | 89 |
| 鸡 蛋 | 140 | 12.9 | 9.1 | 1.5 | 1200 |
| 鸭 蛋 | 180 | 12.6 | 13 | 3.1 | 550 |
| 鹌鹑蛋 | 97 | 18.8 | 2.4 | 0.1 | 138 |
| 猪 肝 | 143 | 22.7 | 5.7 | 0.3 | 368 |
| 海 参 | 71 | 16.5 | 0.2 | 0.9 | 51 |
| 虾 | 93 | 18.6 | 0.8 | 2.8 | 193 |
| 蟹 | 95 | 13.8 | 2.3 | 4.7 | 125 |
| 蛤 蜊 | 45 | 7.7 | 0.6 | 2.2 | 63 |
| 鳝 鱼 | 89 | 18 | 1.4 | 1.2 | 126 |
| 鱿 鱼 | 77 | 17 | 4.7 | 7.9 | 231 |
| 甲 鱼 | 197 | 16.5 | 0.1 | 1.6 | 95 |
| 草 鱼 | 112 | 18.5 | 4.3 | 2.5 | 86 |
| 鲤 鱼 | 109 | 17.7 | 4.1 | 0.5 | 83 |
| 鲈 鱼 | 100 | 18.6 | 3.4 | 0.4 | 86 |
| 鲫 鱼 | 91 | 17.4 | 1.3 | 2.5 | 130 |
| 带 鱼 | 127 | 17.7 | 4.9 | 3.1 | 76 |
| 鳕 鱼 | 88 | 20.4 | 0.5 | 0.5 | 114 |
| 牛奶（均值） | 54 | 3.0 | 3.2 | 3.4 | 24 |
| 酸奶（均值） | 72 | 2.5 | 2.7 | 9.3 | 7.5 |
| 奶酪（干酪） | 328 | 25.7 | 23.5 | 3.5 | 83 |
| 奶 油 | 879 | 0.7 | 97.0 | 0.9 | 300 |

## 蔬菜类

| 食物名称 | 能量（千卡） | 膳食纤维（克） | 维生素A（国际单位） | 叶酸（微克） | 维生素C（毫克） | 钙（毫克） | 钾（毫克） | 镁（毫克） | 铁（毫克） |
|---|---|---|---|---|---|---|---|---|---|
| 大白菜 | 13 | 1 | 1.7 | 14.8 | 8 | 29 | 109 | 12 | 0.3 |
| 小白菜 | 15 | 1.1 | 280 | 110 | 28 | 90 | 178 | 18 | 1.9 |
| 油菜 | 10 | 2 | 180.5 | 103.9 | 36 | 148 | 175 | 25 | 0.9 |
| 菠菜 | 24 | 1.7 | 487 | 110 | 32 | 66 | 311 | 58 | 2.9 |
| 圆白菜 | 22 | 1 | 12 | 0 | 40 | 49 | 124 | 12 | 0.6 |
| 芹菜 | 11 | 1.3 | 3 | 13.56 | 2 | 15 | 128 | 16 | 0.2 |
| 茄子 | 21 | 1.3 | 8 | 19 | 5 | 24 | 142 | 13 | 0.5 |
| 番茄 | 11 | 1.9 | 63 | 5.6 | 14 | 4 | 179 | 12 | 0.2 |
| 黄瓜 | 15 | 0.5 | 15 | 25 | 9 | 24 | 102 | 15 | 0.5 |
| 南瓜 | 22 | 0.8 | 148 | 31.7 | 8 | 16 | 145 | 8 | 0.4 |
| 冬瓜 | 8 | 1.1 | 13 | 9.4 | 16 | 12 | 57 | 10 | 0.1 |
| 白萝卜 | 13 | 1.8 | 0 | 6.8 | 19 | 47 | 167 | 12 | 0.2 |
| 豆角 | 30 | 2.1 | 33 | 50 | 18 | 29 | 207 | 35 | 1.5 |
| 土豆 | 57 | 1.2 | 1 | 12.4 | 14 | 7 | 347 | 24 | 0.4 |
| 花椰菜 | 24 | 1.2 | 5 | — | 61 | 23 | 200 | 18 | 1.1 |
| 韭菜 | 18 | 3.3 | 266 | 61.2 | 2 | 44 | 241 | 24 | 0.7 |
| 青辣椒 | 17 | 2.5 | 16 | 3.6 | 59 | 11 | 154 | 15 | 0.3 |
| 藕 | 42 | 2.6 | — | 10.3 | 19 | 18 | 293 | 14 | 0.3 |
| 黄豆芽 | 32 | 3.6 | 1.55 | 30.1 | 4 | 30 | 175 | 36 | 0.6 |

# 水果类

| 食 物名 称 | 能量（千卡） | 碳水化合物（克） | 膳食纤维（克） | 维生素A（国际单位） | 维生素C（毫克） | 钙（毫克） | 钾（毫克） | 镁（毫克） | 铁（毫克） |
|---|---|---|---|---|---|---|---|---|---|
| 苹果 | 52 | 13.5 | 1.2 | 3 | 4 | 4 | 119 | 4 | 0.6 |
| 梨 | 44 | 13.3 | 3.1 | 6 | 6 | 9 | 92 | 8 | 0.5 |
| 桃 | 48 | 12.2 | 1.3 | 3 | 7 | 6 | 166 | 7 | 0.8 |
| 鲜枣 | 122 | 30.5 | 1.9 | 40 | 243 | 22 | 375 | 25 | 1.2 |
| 葡萄 | 43 | 10.3 | 0.4 | 8 | 25 | 5 | 104 | 8 | 0.4 |
| 柑橘 | 51 | 11.9 | 0.4 | 148 | 28 | 35 | 154 | 11 | 0.2 |
| 柚子 | 41 | 9.5 | 0.4 | 2 | 23 | 4 | 119 | 4 | 0.3 |
| 香蕉 | 91 | 22 | 1.2 | 10 | 8 | 7 | 256 | 43 | 0.4 |

# 菌藻类

| 食 物名 称 | 能量（千卡） | 蛋白质（克） | 脂肪（克） | 碳水化合物（克） | 膳食纤维（克） | 钙（毫克） | 磷（毫克） | 钾（毫克） | 铁（毫克） |
|---|---|---|---|---|---|---|---|---|---|
| 草菇 | 23 | 2.7 | 0.2 | 4.3 | 1.6 | 17 | 33 | 179 | 1.3 |
| 金针菇 | 26 | 2.4 | 0.4 | 6 | 2.7 | — | 97 | 195 | 1.4 |
| 黑木耳（干） | 205 | 12.1 | 1.5 | 65.6 | 29.9 | 247 | 292 | 757 | 97.4 |
| 香菇 | 19 | 2.2 | 0.3 | 5.2 | 3.3 | 2 | 53 | 20 | 0.3 |
| 银耳（干） | 200 | 10 | 1.4 | 67.3 | 30.4 | 36 | 369 | 1588 | 4.1 |
| 海带（干） | 77 | 1.8 | 0.1 | 23.4 | 6.1 | 348 | 52 | 761 | 4.7 |
| 紫菜（干） | 207 | 26.7 | 1.1 | 44.1 | 21.6 | 264 | 350 | 1796 | 54.9 |

# 食物交换份等量代换表

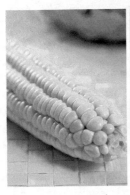
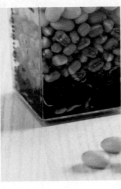
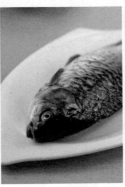
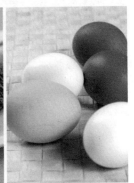

## 等值谷薯类交换表

每份谷薯类提供蛋白质约 2 克，碳水化合物约 20 克，热量 90 千卡。

| 食　品 | 1份的重量（克） | 食　品 | 1份的重量（克） |
|---|---|---|---|
| 面粉、米粉、玉米粉 | 25 | 鲜玉米、窝头 | 50 |
| 燕麦面、荞麦面、莜麦面 | 25 | 白薯 | 80 |
| 大米、小米、糯米 | 25 | 白薯片 | 60 |
| 挂面、通心粉、米粉 | 25 | 干粉条、干莲子 | 25 |
| 高粱米、玉米糁、薏米 | 25 | 桃酥 | 18 |
| 馒头、烙饼、烧饼 | 35 | 苏打饼干、椒盐饼干 | 20 |
| 米饭 | 75 | 炸土豆片、炸鱿鱼卷 | 18 |
| 油条、油饼 | 25 | 芋头 | 110 |
| 咸面包 | 30 | 土豆 | 120 |
| 蛋糕 | 30 | 湿粉皮、凉粉 | 150 |

# 等值豆类食品交换表

每份大豆类提供蛋白质约 8 克, 脂肪约 5 克, 碳水化合物约 4 克, 热量 90 千卡。

| 食　品 | 1份的重量（克） | 食　品 | 1份的重量（克） |
|---|---|---|---|
| 豆浆（黄豆1质量份加水8质量份磨浆） | 420 | 豆腐脑 | 250 |
| 南豆腐（嫩豆腐） | 160 | 北豆腐 | 100 |
| 豆腐丝、豆腐干、油豆腐 | 50 | 绿豆、红豆、豌豆 | 30 |
| 大豆粉 | 25 | 黄豆、青豆、炸蚕豆 | 25 |
| 腐竹 | 20 | | |

# 等值肉、蛋、水产类交换表

每份肉类提供蛋白质约 9 克, 脂肪约 6 克, 热量 90 千卡。

| 食　品 | 1份的重量（克） | 食　品 | 1份的重量（克） |
|---|---|---|---|
| 熟火腿、香肠、烤鸭 | 20 | 鸡蛋粉 | 15 |
| 肥瘦猪肉、猪肉松 | 25 | 鸡蛋(带壳) | 60 |
| 熟酱牛肉、酱鸭、肉肠 | 35 | 鸭蛋、松花蛋 | 60 |
| 熟叉烧肉、午餐肉 | 35 | 鹌鹑蛋(6个) | 60 |
| 瘦畜肉(猪、牛、羊) | 50 | 草鱼、鲤鱼、鲫鱼、鲢鱼 | 80 |
| 鸭肉、鹅肉 | 50 | 甲鱼、鳝鱼 | 80 |
| 兔肉、蟹肉、水发鱿鱼 | 100 | 带鱼、比目鱼、大黄鱼 | 80 |
| 鸡蛋清 | 150 | 对虾、青虾、鲜贝 | 80 |
| 鹅蛋 | 45 | 水发海参 | 350 |
| 田螺 | 150 | | |

# 等值蔬菜类交换表

每份蔬菜类提供蛋白质约 4 克，碳水化合物约 18 克，热量 90 千卡。

| 食　品 | 1份的重量（克） | 食　品 | 1份的重量（克） |
|---|---|---|---|
| 莴笋、生菜、大白菜、小白菜、黄瓜 | 600 | 水发海带 | 500 |
| 圆白菜 | 500 | 空心菜、苋菜、龙须菜 | 500 |
| 韭菜、茼蒿 | 500 | 茎蓝、油菜薹 | 500 |
| 西葫芦、番茄 | 500 | 绿豆芽 | 500 |
| 芥蓝、瓢菜、塌棵菜 | 500 | 鲜蘑菇、芹菜、白萝卜、水萝卜、茄子 | 400 |
| 青椒、茭白、冬笋、油菜 | 400 | 南瓜、菜花、菠菜、雪里红 | 350 |
| 豇豆、扁豆、洋葱、丝瓜 | 250 | 胡萝卜、蒜薹 | 200 |
| 黄豆芽 | 200 | 山药、荸荠、莲藕 | 150 |
| 慈姑、百合 | 100 | 毛豆、鲜豌豆 | 85 |

# 等值水果类交换表

每份水果类提供蛋白质约 4 克，碳水化合物约 18 克，热量 90 千卡。

| 食　品 | 1份的重量（克） | 食　品 | 1份的重量（克） |
|---|---|---|---|
| 草莓、西瓜 | 300 | 哈密瓜 | 260 |
| 李子、杏 | 200 | 鸭梨、桃、苹果、樱桃 | 200 |
| 橘子、橙子、柚子 | 200 | 葡萄、柑橘、菠萝 | 200 |
| 柿子、鲜荔枝、猕猴桃 | 150 | 香蕉 | 100 |
| 鲜枣、山楂 | 80 | | |

# 等值油脂类食品交换表

每份油脂类提供脂肪约 10 克，热量 90 千卡。

| 食　品 | 1份的重量（克） | 食　品 | 1份的重量（克） |
|---|---|---|---|
| 炒南瓜子（带壳） | 16 | 炒西瓜子（带壳） | 16 |
| 炒葵花子（带壳） | 15 | 黑芝麻、鲜花生仁 | 15 |
| 炒松子（带壳） | 13 | 牛油、羊油 | 10 |
| 豆油、红花油 | 10 | 黄油、奶油 | 10 |
| 花生油 | 10 | 猪油 | 10 |
| 玉米油、菜子油 | 10 | 核桃、杏仁 | 15 |

# 等值奶类食品交换表

每份奶类提供蛋白质约 4 克，脂肪约 5 克，碳水化合物约 7 克，热量 90 千卡。

| 食　品 | 1份的重量（克） | 食　品 | 1份的重量（克） |
|---|---|---|---|
| 鲜牛奶 | 160 | 羊奶 | 150 |
| 无糖酸奶 | 130 | 脱脂奶粉 | 25 |
| 炼乳 | 25 | 奶粉 | 17 |

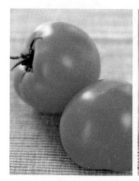
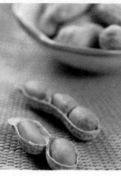
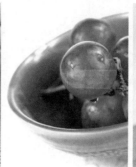
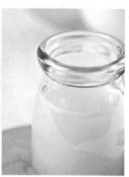

# 常见身体活动的千步当量数

千步当量数：进行相应活动项目1小时相当的千步数。
MET：每千克体重从事1分钟活动，消耗3.5毫升的氧气，这样的运动强度为1MET。

| 活 动 项 目 | MET | 千步当量数 | 千步当量时间（分钟） |
|---|---|---|---|
| **家务活动** | | | |
| 整理床、站立 | 2.0 | 3.0 | 20 |
| 洗碗、熨烫衣物 | 2.3 | 3.9 | 15 |
| 收拾餐桌（走动）、做饭或准备食物 | 2.5 | 4.5 | 13 |
| 擦窗户 | 2.8 | 5.4 | 11 |
| 手洗衣服 | 3.3 | 6.9 | 9 |
| 扫地、扫院子、拖地板、吸尘 | 3.5 | 7.5 | 8 |
| **步行** | | | |
| 3千米/小时，慢速 | 2.5 | 4.5 | 13 |
| 4千米/小时，下山 | 3.0 | 6.0 | 10 |
| 5千米/小时，中速 | 3.5 | 7.5 | 8 |
| 5.5~6千米/小时，快速 | 4.0 | 9.0 | 7 |
| 7千米/小时，很快 | 4.5 | 10.5 | 6 |
| 5.5千米/小时，上山 | 6.0 | 15.0 | 4 |
| 下楼 | 3.0 | 6.0 | 10 |
| 上楼 | 8.0 | 21.0 | 3 |
| 上下楼 | 4.5 | 10.5 | 6 |
| **跑步** | | | |
| 走跑结合（慢跑成分不超过10分钟） | 6.0 | 15.0 | 4 |
| 慢跑，一般 | 7.0 | 18.0 | 3 |
| 8千米/小时，原地 | 8.0 | 21 | 3 |
| 9.6千米/小时 | 10.0 | 27 | 2 |
| 跑，上楼 | 15.0 | 42.0 | 1 |

| 活 动 项 目 | MET | 千步当量数 | 千步当量时间（分钟） |
|---|---|---|---|
| **球类** | | | |
| 保龄球 | 3.0 | 6.0 | 10 |
| 高尔夫球 | 4.5 | 10.5 | 6 |
| 篮球，一般（非比赛） | 6.0 | 15.0 | 4 |
| 排球，一般（非比赛） | 3.0 | 6.0 | 10 |
| 乒乓球 | 4.0 | 9.0 | 7 |
| 台球 | 2.5 | 4.5 | 13 |
| 网球，一般（非比赛） | 5.0 | 12.0 | 5 |
| 羽毛球，一般（非比赛） | 4.5 | 10.5 | 6 |
| 足球，一般（非比赛） | 7.0 | 18.0 | 3 |
| **跳绳** | | | |
| 慢速 | 8.0 | 21 | 3 |
| 中速，一般 | 10.0 | 27 | 2 |
| 快速 | 12.0 | 33 | 2 |
| **舞蹈** | | | |
| 慢速 | 3.0 | 6.0 | 10 |
| 中速 | 4.5 | 10.5 | 6 |
| 快速 | 5.5 | 13.5 | 4 |
| **游泳** | | | |
| 踩水，中等用力，一般 | 4.0 | 9.0 | 7 |
| 爬泳（慢）、自由泳、仰泳 | 8.0 | 21 | 3 |
| 蛙泳，一般速度 | 10.0 | 27.0 | 2 |
| 爬泳（快）、蝶泳 | 11.0 | 30.0 | 2 |
| **自行车** | | | |
| 12~16千米/小时 | 4.0 | 9.0 | 7 |
| 16~19千米/小时 | 6.0 | 15.0 | 4 |
| 单杠 | 5.0 | 12.0 | 5 |
| 俯卧撑 | 4.5 | 10.5 | 6 |
| 轮滑旱冰 | 7.0 | 18.0 | 3 |
| 健身操（轻或中等强度） | 4.5 | 10.5 | 6 |
| 太极拳 | 3.5 | 7.5 | 8 |
| 瑜伽 | 4.0 | 9.0 | 7 |

# 糖尿病患者饮食日记样本

| 日期：　年　月　日　　星期 | | | | | | | | | | 单位：克 |
|---|---|---|---|---|---|---|---|---|---|---|
| 时间 | 主食 | | 肉类 | | 蔬果类 | | 豆制品 | | 奶、蛋 | |
| | 品种 | 数量 | 品种 | 数量 | 品种 | 数量 | 品种 | 数量 | 品种 | 数量 |
| | | | | | | | | | | |
| | | | | | | | | | | |
| | | | | | | | | | | |
| | | | | | | | | | | |
| | | | | | | | | | | |
| | | | | | | | | | | |
| | | | | | | | | | | |
| | | | | | | | | | | |
| | | | | | | | | | | |
| | | | | | | | | | | |
| | | | | | | | | | | |
| | | | | | | | | | | |
| 全天油量 | | | | | 全天盐量 | | | | | |
| 运动活动及时间 | | | | | | | | | | |
| 备注： | | | | | | | | | | |

附录6

# 糖尿病患者日常监测日记样本

| 日期 | 用药情况 | 不适症状 | 血糖记录 | | | | | | | | | 体重 | 血压 |
|---|---|---|---|---|---|---|---|---|---|---|---|---|---|
| | | | 1 | 2 | 3 | 4 | 5 | 6 | 7 | 8 | 9 | | |
| | | | 空腹血糖 | 早餐后2小时血糖 | 午餐前血糖 | 午餐后2小时血糖 | 晚餐前血糖 | 晚餐后2小时血糖 | 睡前血糖 | 午夜血糖 | 随机血糖 | | |
| | | | | | | | | | | | | | |
| | | | | | | | | | | | | | |
| | | | | | | | | | | | | | |
| | | | | | | | | | | | | | |
| | | | | | | | | | | | | | |
| | | | | | | | | | | | | | |
| | | | | | | | | | | | | | |
| 备注: | | | | | | | | | | | | | |

# 图书在版编目（CIP）数据

这本书能让你控制血糖 / 余瀛鳌，采薇主编 . —北京：
中国轻工业出版社，2022.3

ISBN 978-7-5019-9119-8

Ⅰ．①这… Ⅱ．①余… ②采… Ⅲ．①糖尿病－防治

Ⅳ．① R587.1

中国版本图书馆 CIP 数据核字（2016）第 314910 号

责任编辑：秦　功　罗雅琼　　　责任终审：孟寿萱
策划编辑：秦　功
封面设计：奥视创意　　　　版式设计：采　薇　　责任监印：张京华

出版发行：中国轻工业出版社（北京东长安街 6 号，邮编：100740）
印　　刷：北京画中画印刷有限公司
经　　销：各地新华书店
版　　次：2022 年 3 月第 1 版第 8 次印刷
开　　本：720×1000　1/16　印张：13
字　　数：100 千字
书　　号：ISBN 978-7-5019-9119-8　　定价：32.80 元
邮购电话：010-65241695
发行电话：010-85119835　　传真：85113293
网　　址：http://www.chlip.com.cn
Email：club @ chlip.com.cn
如发现图书残缺请与我社邮购联系调换
220232S2C108ZBW